U0278404

北京市惠民医药卫生事业发展基金会 ◎ 组织编写

常见病中成药
临床合理使用丛书
男 科 分册

丛书主编◇张伯礼　高学敏

分册主编◇李海松

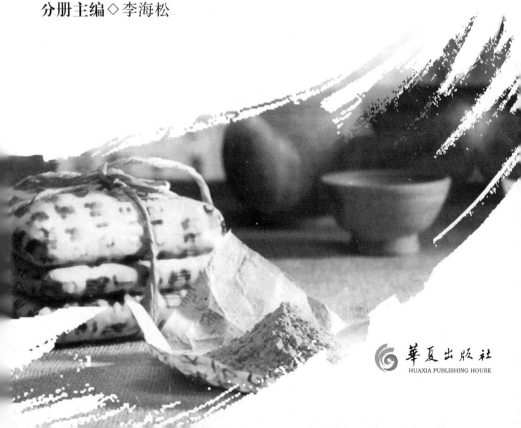

华夏出版社
HUAXIA PUBLISHING HOUSE

常见病中成药临床合理使用丛书
编委会名单

总 策 划　惠鲁生

主　　编　张伯礼　高学敏

专家顾问（以姓氏笔画为序）

马　融　冯兴华　安效先　刘清泉

孙树椿　肖承悰　李曰庆　李书良

李乾构　李博鉴　林　兰　季绍良

陈淑长　姜　坤　姜良铎　聂莉芳

晁恩祥　钱　英　高建生

编　　委　钟赣生　张德芹　王　淳　王　茜

金　轶

《男科分册》编委会名单

主　编　李海松
编　委　马卫国　宋树旗　贾玉森
　　　　党　进　王　彬　莫旭威
　　　　赵　冰　毛鹏鸣

李海松　医学博士，主任医师，博士研究生导师，北京中医药大学东直门医院男科主任。兼任中华中医药学会男科分会副主任委员、北京中医药学会男科专业委员会主任委员、中国性学会中医性学专业委员会副主任委员、北京医师协会男科专家委员会副主任委员、中国医师协会中西医结合男科专家委员会副主任委员、国家中医药管理局重点学科带头人。主要从事男科的临床、科研与教学工作，承担国家课题等10余项，发表论文100余篇。

序

　　中医药作为我国重要的医疗卫生资源，与西医药优势互补，相互促进，共同维护和增进人民健康，已经成为中国特色医药卫生事业的重要特征和显著优势。中医药临床疗效确切、预防保健作用独特、治疗方式灵活多样、费用较为低廉，具有广泛的群众基础。基层是中医药服务的主阵地，也是中医药赖以生存发展的根基，切实提高城乡基层中医药服务能力和水平，有利于在深化医改中进一步发挥中医药作用，为人民群众提供更加优质的中医药服务。

　　近年来，北京市惠民医药卫生事业发展基金会致力于"合理使用中成药"公益宣传活动，继出版《中成药临床合理使用读本》《常见病中成药合理使用百姓须知》之后，又出版《常见病中成药临床合理使用丛书》，旨在针对常见病、多发病，指导基层医务工作者正确使用中成药，并可供西医人员学习使用，以实现辨证用药、安全用药、合理用药。

　　相信该丛书的出版发行，有利于促进提升城乡基层中医药服务能力和水平，推动中医药更广泛地进乡村、进社会、进家庭，让中医药更好地为人民健康服务。

王国强

2014 年 2 月 20 日

为了配合推进国家医疗制度改革、深入贯彻国家基本药物制度、更好地促进国家基本药物的合理应用，北京市惠民医药卫生事业发展基金会基于"合理使用中成药"公益宣传活动项目，组织编写了《常见病中成药临床合理使用丛书》，该丛书是继《中成药临床合理使用读本》之后的又一力作。《男科分册》所选疾病，如勃起功能障碍、男性不育症、前列腺炎、前列腺增生等，均为男科（男性生殖系统）临床常见病、多发病，具有中成药治疗疗效确切、副作用少的特点。该分册编写以西医病名为纲、中医证候为目，详细介绍了具体病种的中成药辨证论治规律和方法，很好地体现了辨病论治与辨证论治相结合的原则。既有传统中医理论的指导，又有现代应用研究的支持，为临床合理使用中成药提供了确切的依据。

该分册以《国家基本药物目录》、《国家基本医疗保险、工伤保险和生育保险药品目录》及《中华人民共和国药典》的品种为依据，选择男科疗效确切的中成药。所选药品具有品种丰富、覆盖面广、兼顾临床常见多种证型、疗效确切、副作用少的特点。为便于读者全面掌握所选用的中成药知识，该书详细介绍了所选药品的处方、功能与主治、用法与用量、注意事项，以及部分药物的药理毒理、临床报道等内容，并附有常用中成药简表，条目清晰，查阅方便。

该丛书以临床实用为特点，以安全合理使用中成药为宗旨，针对当前 70% 的中成药为西医医师所开具的现状，主要面向西医医师和广大基层医务工作者，以西医病名为纲，密切结合临床，详述常见证型及中成药辨证选用规律，必将大大提高广大医师学中医药、懂中医药、用中医药的能力。该丛书的出版将为促进中成药的合理使用、提升患者健康水平、推动中医药事业的发展做出新的贡献！

李海松

2014 年 12 月

目录 Contents

勃起功能障碍

勃起功能障碍（erectile dysfunction，ED）是指阴茎持续不能达到和（或）维持足够的勃起以完成满意的性生活。偶尔不能勃起属于正常现象，不能作为诊断的依据，此种情况多是由于疲劳、心情不安、焦虑、醉酒等所致，但长期的勃起功能障碍则说明有问题，需要进一步诊治。ED的发病率随年龄增长而升高。

ED按照病因通常可分为心理性和器质性两大类。器质性ED包括神经性、血管性和内分泌性。临床上往往心理性和器质性因素相互作用、相互影响。按照ED的表现，可分为原发性ED和继发性ED。原发性ED是指阴茎从无勃起进入女性阴道性交者，继发性ED是指患者有过正常的勃起及性交，但后来发生ED者。ED的诊断包括询问病史，包括ED的发作形式、严重程度及病程长短、精神心理因素、性欲及射精情况，既往史，服用过哪些药物等。对每一位ED患者应进行全面系统检查，重点注意第二性征发育，生殖系统、周围血管及神经系统检查。实验室检查包括血、尿常规，肝、肾功能检测，还包括血糖、血脂及相关内分泌检查。特殊检查包括夜间阴茎胀大试验、阴茎血流检测、勃起神经检测等。

现代医学治疗包括心理治疗、药物治疗、真空负压装置、海绵体注射、阴茎血管手术、阴茎假体植入等。

本病中医称之为"阳痿"、"不起"、"阴痿"，是因命门火衰、肝肾亏虚，或因惊恐、抑郁、气血瘀滞、湿热下注等导致的以临房时阳事不兴、举而不坚或坚而不久，不能完成性交为主要表现的痿病类疾病。

一、中医病因病机分析及常见证型

中医认为本病多由情志刺激、房事过度、六淫侵袭、跌扑损伤、久病所累、禀赋不足、年老体衰所致。忧思、惊恐、愤怒等精神刺激会影响肝之疏泄，无论疏泄不及或太过，都会导致气机不调、血行紊乱、宗筋失养，发为阳痿。肾为作强之官，若禀赋不足或年老体衰，则精气虚冷、命门火衰，导致阳痿。无论何种原因，阳痿的终极病机为血瘀。各种原因导致的血瘀均可发为阳痿。

根据病因，阳痿可分为肝气郁结证、湿热下注证、心脾两虚证、惊恐伤肾证、命门火衰证、气血瘀阻证等不同证型。

二、辨证选择中成药

1. 肝气郁结证

【临床表现】阳事不兴或举而不坚；心情抑郁，烦躁易怒，胸胁胀满，善太息；舌淡苔薄白，脉弦。

【辨证要点】情志抑郁，胸闷不适。平素性格往往多疑善虑，性情急躁。

【病机简析】情志不畅，多愁善感，或郁怒伤肝，肝气郁结，肝木不能疏泄条达，宗筋失养而痿软不用。

【治法】疏肝解郁。

【辨证选药】柴胡舒肝丸、逍遥丸（颗粒）、丹栀逍遥丸、加味逍遥口服液（合剂）、加味逍遥丸、疏肝益阳胶囊。

此类中成药的组方多以柴胡、白芍、当归、薄荷、白蒺藜、炙甘草为主，可发挥良好的疏肝解郁治疗阳痿的功效。

2. 湿热下注证

【临床表现】阴茎痿软，阴囊潮湿，瘙痒腥臭，睾丸坠胀作痛；小便色黄，尿道灼痛，胁胀腹满，肢体困倦，泛恶口苦；舌红苔黄腻，脉滑数。

【辨证要点】阴囊潮热,小便色黄;舌红苔黄腻,脉滑数。

【病机简析】过食肥甘厚味,酿湿生热,或外感湿热之邪,内阻中焦,郁蒸肝胆,伤及宗筋,致使宗筋弛纵不收而发生阳痿。

【治法】清热利湿。

【辨证选药】龙胆泻肝丸(颗粒、胶囊、片)、癃清片(胶囊)、八正合剂(胶囊)。

此类中成药的组方多以栀子、黄芩、泽泻、车前子、败酱草、牡丹皮、白花蛇舌草、赤芍、黄连、黄柏为主,可清利湿热治疗阳痿。

3. 心脾两虚证

【临床表现】阳痿不举;心悸,失眠多梦,神疲乏力,面色无华,食少纳呆,腹胀便溏;舌淡苔薄白,脉细弱。

【辨证要点】心悸,失眠多梦,神疲乏力,面色无华,食少纳呆,腹胀便溏。

【病机简析】思虑过度,劳倦伤心,致使心气不足,心血亏耗,或大病久病之后元气大伤,气血两虚,形体衰弱,宗筋痿软,阳事不兴。

【治法】补益心脾。

【辨证选药】归脾丸(合剂)、人参归脾丸。

此类中成药组方多以人参、白术、黄芪、当归、茯苓、龙眼肉、酸枣仁、远志为主,可益气养血,补益心脾,治疗心脾两虚之阳痿。

4. 惊恐伤肾证

【临床表现】阳痿不举;心悸易惊,胆怯多疑,夜多噩梦,常有被惊吓史;苔薄白,脉弦细。

【辨证要点】胆怯多疑,夜多噩梦,心悸易惊,有被惊吓史。

【病机简析】房事之中突发意外，卒受惊恐，恐则气下；或初次性交时惧怕不能成功，顾虑重重；或未婚做爱，担心女方怀孕等，均可导致阳痿不举。

【治法】益肾宁神。

【辨证选药】宁心补肾丸、壮肾安神片、脑灵素片。

此类中成药的组方常以党参、菖蒲、远志、茯苓为主，可益肾宁神，治疗惊恐伤肾之阳痿。

5. 命门火衰证

【临床表现】阳事不举或举而不坚；神疲倦怠，畏寒肢冷，面色无华，头晕耳鸣，腰膝酸软，小便清长；舌淡胖或有齿痕，苔薄白，脉沉细。

【辨证要点】头晕耳鸣，精神萎靡，腰膝酸软，畏寒肢冷；舌淡胖或有齿痕，苔薄白，脉沉细。

【病机简析】房事不节，恣情纵欲，肾精亏虚，阴损及阳；或元阳不足，素体阳虚；或命门火衰，精气虚冷，阳事不兴而渐成阳痿。

【治法】温肾助阳。

【辨证选药】右归丸（胶囊）、五子衍宗丸（片）、复方玄驹胶囊、强肾片、苁蓉益肾颗粒、益肾灵颗粒、金水宝胶囊（片）、龟龄集、龟鹿二仙膏、强阳保肾丸、引阳索胶囊。

此类中成药多以鹿茸、淫羊藿、巴戟天、枸杞、蛇床子、熟地、山药为主，可温补肾阳、兴阳起痿，用于治疗阳痿命门火衰证。

6. 气血瘀阻证

【临床表现】多伴有动脉硬化、糖尿病或阴部外伤及盆腔手术史，阳痿伴睾丸、会阴、小腹、腰骶等部位刺痛；舌质暗或有瘀斑，脉沉涩或弦。

【辨证要点】睾丸、会阴、小腹、腰骶等部位刺痛。多有动脉硬化、糖尿病或阴部外伤史及盆腔手术史。

【病机简析】气血运行不畅，瘀血阻于宗筋可致阳痿。阻于睾丸，可见阳痿伴有睾丸刺痛，阻于腰、腹、阴部，则可见上述部位疼痛。

【治法】行气活血，通脉振阳。

【辨证选药】血府逐瘀丸（口服液、胶囊）、少腹逐瘀丸（颗粒、胶囊）、疏肝益阳胶囊。

此类中成药多由川芎、丹参、赤芍、红花、蒲黄、五灵脂、延胡索等组成，可起到很好的活血通络的作用，以治疗气血瘀阻型阳痿。

三、用药注意

临床选药必须以辨证论治的思想为指导，针对不同证型，选择与其相对证的药物，才能收到较为满意的疗效。另外，患者如正在服用其他药品，应当告知医师或药师；注意调节情志，了解必要的性知识；调畅情志，心态平和，怡情养性；饮食宜清淡，切忌肥甘油腻食物，避免湿热内生。高龄患者多伴有高血压、糖尿病、高脂血症等，应积极治疗基础疾病。药品贮藏宜得当，存于阴凉干燥处，若药品性状发生改变禁止服用。药品必须妥善保管，放在儿童不能接触的地方，以防发生意外。对于具体药品的饮食禁忌、配伍禁忌、证候禁忌、病证禁忌、特殊体质禁忌、特殊人群禁忌等，各药品内容中均有详细介绍，用药前务必仔细阅读。

附一

常用治疗勃起功能障碍的中成药药品介绍

（一）肝气郁结证常用中成药品种

柴胡舒肝丸

【处方】茯苓、麸炒枳壳、豆蔻、酒白芍、甘草、醋香附、陈皮、桔梗、姜厚朴、炒山楂、防风、六神曲（炒）、柴胡、黄芩、薄荷、紫苏梗、木香、炒槟榔、醋三棱、酒大黄、青皮（炒）、当归、姜半夏、乌药、醋莪术。

【功能与主治】舒肝理气，消胀止痛。用于肝气不舒，胸胁痞闷，食滞不清，呕吐酸水。

【用法与用量】口服。一次1丸，一日2次。

【注意事项】

1．肝胆湿热、脾胃虚弱证者慎用。

2．切忌郁闷、恼怒，应保持心情舒畅。

【规格】每丸重10g。

【贮藏】密封。

逍遥丸（颗粒）

【处方】柴胡、当归、白芍、炒白术、茯苓、炙甘草、薄荷、生姜。

【功能与主治】疏肝健脾，养血调经。用于肝郁脾虚所致的郁闷不舒，胸胁胀痛，头晕目眩，食欲减退，月经不调。

【用法与用量】

丸剂：口服。规格（1）大蜜丸，一次1丸，一日2次；规格（2）、（3）水丸，一次6～9g，一日1～2次；规格（4）浓缩丸，一次8丸，一日3次。

颗粒剂：开水冲服。规格（1）、（2）、（3）、（4）一次1袋，一日2次。

【注意事项】

1. 凡肝肾阴虚所致的胁肋胀痛，咽干口燥，舌红少津者慎用。

2. 忌辛辣、生冷食物，饮食宜清淡。

【规格】

丸剂：（1）每丸重9g，（2）每袋装6g，（3）每袋装9g，（4）每8丸相当于原生药3g。

颗粒剂：（1）每袋装4g，（2）每袋装5g，（3）每袋装6g，（4）每袋装15g。

【贮藏】 密封。

丹栀逍遥丸

【处方】 牡丹皮、栀子（炒焦）、柴胡（酒制）、白芍（酒炒）、当归、茯苓、白术（土炒）、薄荷、甘草（蜜炙）。

【功能与主治】 舒肝解郁，清热调经。用于肝郁化火，胸胁胀痛，烦闷急躁，颊赤口干，食欲不振或有潮热，以及妇女月经先期，经行不畅，乳房与少腹胀痛。

【用法与用量】 口服。一次6～9g，一日2次。

【注意事项】

1. 脾胃虚寒，脘腹冷痛，大便溏薄者不宜用。

2．饮食宜清淡，忌食生冷、辛辣及油腻食物。

3．服药期间保持心情舒畅。

【规格】每袋装 6g。

【贮藏】密封。

加味逍遥口服液（合剂）

【处方】柴胡、白芍、当归、白术（麸炒）、茯苓、牡丹皮、栀子（姜炙）、薄荷、甘草、生姜。

【功能与主治】舒肝清热，健脾养血。用于肝郁血虚，肝脾不和所致的两胁胀痛，头晕目眩，倦怠食少，月经不调，脐腹胀痛；更年期综合征见上述证候者。

【用法与用量】口服。一次 10ml，一日 2 次。

【注意事项】切忌气恼劳碌，忌食生冷油腻。

【规格】（1）每支装 10ml，（2）每瓶装 100ml，（3）每瓶装 150ml。注：规格（2）、（3）为合剂。

【贮藏】密封，置阴凉干燥处。

加味逍遥丸

【处方】柴胡、当归、白芍、白术（麸炒）、茯苓、甘草、牡丹皮、栀子（姜炙）、薄荷。

【功能与主治】舒肝清热，健脾养血。用于肝郁血虚，肝脾不和，两胁胀痛，头晕目眩，倦怠食少，月经不调，脐腹胀痛。

【用法与用量】口服。一次 6g，一日 2 次。

【注意事项】切忌气恼劳碌，忌食生冷、油腻之品。

【规格】水丸，每 100 丸重 6g。

【贮藏】密封，防潮。

疏肝益阳胶囊

【处方】蒺藜、柴胡、蜂房、地龙、水蛭、九香虫、紫梢花、蛇床子、远志、肉苁蓉、菟丝子、五味子、巴戟天、蜈蚣、石菖蒲。

【功能与主治】疏肝解郁，活血补肾。用于治疗肝郁肾虚证和肝郁肾虚兼血瘀证所致功能性阳痿和轻度动脉供血不足性阳痿。症见阳痿，阴茎痿软不举或举而不坚，胸闷善太息，胸胁胀满，腰膝酸软，舌淡或有瘀斑，脉弦或弦细。

【用法与用量】口服。一次 4 粒，一日 3 次，4 周为一疗程。

【注意事项】

1．感冒期间停用。

2．治疗期间禁止酗酒及过量吸烟。

【规格】每粒装 0.25g。

【贮藏】密封。

【药理毒理】

·改善勃起作用　疏肝益阳胶囊可显著缩短去势大鼠阴茎勃起潜伏期、扑捉潜伏期、射精潜伏期，增加扑捉次数、射精次数，增加小鼠前列腺、精囊、睾丸、提肛肌重量及血清睾酮水平，减少小鼠胸腺的重量；并可改善恒河猴模型的性欲、正常勃起和射精次数，缩小阴茎静脉管腔直径及减慢阴茎静脉回流速度，而阴茎勃起外周神经诱发电位波幅和潜伏期无变化[1]。

【临床报道】采用多中心、随机、双盲、安慰剂及阳性药物对照及疏肝益阳胶囊开放试验，对 500 名患者进行 4 周的临床观察。口服药物每次 1.0g，3 次 /d。结果：疏肝益阳胶囊双盲治疗组及开放治疗组的总有效率及总显效率分别为 88.0%、64.0% 及 90.5%、65.0%，均显著高于安慰剂组（21.0%、6.0%）和锁阳补肾组（60.0%、29.0%）（$P < 0.05$）。同时在勃起改善时间、阴茎硬度测试环试验恢复等方面均显著高于锁阳补肾及安慰剂组（$P < 0.05$）。疏肝益阳胶囊对心理性勃起功能障碍组疗效优于轻度动脉性勃起功能障碍组（$P < 0.05$）。未发现与疏肝益阳胶囊相关的不良反应。105 例痊愈患者中 100 例患者 3 个月的性交成功率大于 80%[2]。

【参考文献】

[1] 王琦，倪平，吴卫平，等．疏肝益阳胶囊治疗勃起功能障碍的作用机理研究 [J]. 中国中药杂志，2005，30（1）：58-63.

[2] 王琦，杨吉相，李国信，等．疏肝益阳胶囊治疗勃起功能障碍多中心随机对照试验 [J]. 北京中医药大学学报，2004，27（4）：72-75.

（二）湿热下注证常用中成药品种

龙胆泻肝丸（颗粒、胶囊、片）

【处方】 龙胆、黄芩、泽泻、盐车前子、地黄、柴胡、栀子（炒）、木通、酒当归、炙甘草。

【功能与主治】 清肝胆，利湿热。用于肝胆湿热，头晕目赤，耳鸣耳聋，耳肿疼痛，胁痛口苦，尿赤涩痛，湿热带下。

【用法与用量】

丸剂：口服。水丸一次 3～6g，大蜜丸一次 1～2 丸，一日 2 次。

颗粒剂：温开水送服。一次 1 ~ 2 袋，一日 2 次。

胶囊：口服。一次 4 粒，一日 3 次。

片剂：口服。一次 4 ~ 6 片，一日 2 ~ 3 次。

【注意事项】

1. 脾胃虚寒者慎用。

2. 服药期间忌食辛辣、油腻食物。

3. 本药苦寒，易伤正气，体弱年迈者慎服，即使体质壮实者，也当中病即止，不可过服、久服。

【规格】

丸剂：水丸，每袋装 6g；大蜜丸，每丸重 6g。

颗粒剂：每袋装 4g。

胶囊：每粒装 0.25g。

片剂：每片重（1）0.41g，（2）0.5g（素片），（3）0.6g。

【贮藏】 密封。

癃清片（胶囊）

【处方】 泽泻、车前子、败酱草、金银花、牡丹皮、白花蛇舌草、赤芍、仙鹤草、黄连、黄柏。

【功能与主治】 清热解毒，凉血通淋。用于下焦湿热所致的热淋，症见尿频、尿急、尿痛、腰痛、小腹坠胀。亦用于慢性前列腺炎湿热蕴结兼见瘀血证，症见小便频急，尿后余沥不尽，尿道灼热、会阴、少腹、腰骶部疼痛或不适等。

【用法与用量】

片剂：口服。一次 6 片，日 2 次；重症一次 8 片，一日 3 次。

胶囊：口服。一次 4 粒，重症一次 5 ~ 6 粒，一日 3 次。

【禁忌】

1. 淋证属肝郁气滞或脾肾两虚，膀胱气化不行者不宜使用。

2. 肝郁气滞，脾虚气陷，肾阳虚衰，肾阴亏耗所致的癃闭不宜选用。

3. 对本品过敏者禁用。

【注意事项】

1. 用药期间适当增加饮水，忌烟酒及辛辣、油腻食物，避免劳累。

2. 体虚胃寒者不宜服用。

【规格】

片剂：每片重 0.6g。

胶囊：每粒装 0.5g。

【贮藏】 密封，避光，置阴凉干燥处。

八正合剂（胶囊）

【处方】 瞿麦、车前子（炒）、萹蓄、大黄、滑石、川木通、栀子、甘草、灯心草。

【功能与主治】 清热，利尿，通淋。用于湿热下注，小便短赤，淋沥涩痛，口燥咽干。

【用法与用量】

合剂：口服。一次 15～20ml，一日 3 次，用时摇匀。

胶囊：口服。一次 4 粒，一日 3 次。

【禁忌】 对本品过敏者禁用。

【注意事项】

1. 淋证属于肝郁气滞或脾肾两虚者慎用。

2．服药期间忌烟酒及辛辣、油腻食物。

3．服药期间注意多饮水，避免劳累。

【规格】

胶囊：每粒装 0.39g。

合剂：每瓶装（1）100ml，（2）120ml，（3）200ml。

【贮藏】 密封，置阴凉处。

（三）心脾两虚证常用中成药品种

归脾丸（合剂）

【处方】 党参、炒白术、炙黄芪、炙甘草、茯苓、制远志、炒酸枣仁、龙眼肉、当归、木香、大枣（去核）。

【功能与主治】 益气健脾，养血安神。用于心脾两虚，气短心悸，失眠多梦，头晕头昏，肢倦乏力，食欲不振，崩漏便血。

【用法与用量】

丸剂：用温开水或生姜汤送服。规格（1）大蜜丸，一次 1 丸；规格（2）浓缩丸，一次 8～10 丸；规格（3）水蜜丸，一次 6g；规格（4）、（5）、（6）小蜜丸，一次 9g，一日 3 次。

合剂：口服。一次 10～20ml，一日 3 次，用时摇匀。

【注意事项】

1．阴虚火旺者慎用。

2．忌食辛辣、生冷、油腻食物。

【规格】

丸剂：（1）每丸重 9g，（2）每 8 丸相当于原药材 3g，（3）

每袋装 6g，（4）每袋装 9g，（5）每瓶装 60g，（6）每瓶装 120g。

合剂：（1）每支装 10ml，（2）每瓶装 100ml。

【贮藏】密封。

人参归脾丸

【处方】人参、白术（麸炒）、茯苓、甘草（蜜炙）、黄芪（蜜炙）、当归、木香、远志（去心甘草炙）、龙眼肉、酸枣仁（炒）。

【功能与主治】益气补血，健脾养心。用于气血不足，心悸，失眠，食少乏力，面色萎黄，月经量少，色淡。

【用法与用量】口服。一次 1 丸，一日 2 次。

【注意事项】

1．不宜和感冒类药同时服用。

2．不宜喝茶和吃萝卜，以免影响药效。

3．服本药时不宜同时服用藜芦、五灵脂、皂荚或其制剂。

4．高血压患者或正在接受其他药物治疗者应在医师指导下服用。

【规格】大蜜丸，每丸重 9g。

【贮藏】密封。

（四）惊恐伤肾证常用中成药品种

宁心补肾丸

【处方】核桃仁（去油，盐水制）、续断（酒炙）、芡实（盐制）、党参（米汁制）、龙骨（水飞）、酸枣仁（炒）、金樱子（去毛、核）、莲须（盐炒）、续断（盐炒）、何首乌（豆制）、枸杞子、茯苓（炒）、补骨脂（盐制）、覆盆子（炒）、山药（炒）、沙苑子（盐蒸）、韭菜子（炒）、砂仁（炒）、菟丝子（盐水制）、莲子（炒）、牛鞭（炙，蛤粉炒）。

【功能与主治】宁心补肾，益精止痿。用于肾虚耳鸣，头晕眼花，惊悸不宁，盗汗体倦，遗精，滑精，阳痿不育，腰膝酸软。

【用法与用量】口服。一次 1 丸，一日 2 次。

【禁忌】对本品过敏者禁用。

【注意事项】感冒发热者忌服。

【规格】每丸重 11.3g。

【贮藏】密封。

壮肾安神片

【处方】淫羊藿、熟地黄、牛睾丸、牛鞭、山药、龙骨、茯苓、泽泻、楮实子。

【功能与主治】滋阴补肾，生精填髓。用于肾精不足，头晕目眩，心悸耳鸣，神志不宁，腰膝酸软，阳痿遗精。

【用法与用量】口服。一次 5 片，一日 3 次。

【禁忌】对本品过敏者禁用。

【注意事项】感冒发热者忌服。

【规格】基片重 0.3g。

【贮藏】密封。

脑灵素片

【处方】黄精（蒸）、枸杞子、茯苓、苍耳子（炒）、淫羊藿、远志（制）、大枣、五味子、酸枣仁（炒）、麦冬、龟甲（制）、鹿茸（去毛）、鹿角胶、熟地黄、人参。

【功能与主治】补气血，养心肾，健脑安神。用于神经衰弱，健忘失眠，头晕心悸，身倦无力，体虚自汗，阳痿遗精。

【用法与用量】口服。一次 3～4 片，一日 2～3 次。

【注意事项】高血压患者忌服。

【规格】每素片重约 0.3g（相当于原药材 0.4g）。

【贮藏】密封。

（五）命门火衰证常用中成药品种

右归丸（胶囊）

【处方】熟地黄、炮附片、肉桂、山药、酒萸肉、菟丝子、鹿角胶、枸杞子、当归、杜仲。

【功能与主治】温补肾阳，填精止遗。用于肾阳不足，命门火衰，腰膝酸冷，精神不振，怯寒畏冷，阳痿遗精，大便溏薄，尿频而清。

【用法与用量】

丸剂：口服。小蜜丸一次 9g，大蜜丸一次 1 丸，一日 3 次。

胶囊：口服。一次 4 粒，一日 3 次。

【不良反应】服药后偶可发生轻度便秘。

【注意事项】

1．本品温肾涩精，用于肾阳亏虚，精关不固的遗精虚证，若阴虚火旺，心肾不交，湿热下注，扰动精室，劳伤心脾，气不摄精者忌用。

2．本品为命门火衰精气虚寒、阳痿虚证所设，若思虑忧郁，劳伤心脾，恐惧伤肾，湿热下注所致阳痿忌用。

3. 方中含肉桂、附子大温大热之品，不宜过服，以免伤阴。

【规格】

丸剂：小蜜丸，每 10 丸重 1.8g；大蜜丸，每丸重 9g。

胶囊：每粒装 0.45g。

【贮藏】密封。

【药理毒理】右归丸具有对下丘脑－垂体－靶腺轴的调节作用，及保护中枢神经系统、调节内分泌、调节免疫等作用[1]。

·**对下丘脑－垂体－靶腺轴的调节作用**　右归丸可显著提高氢化可的松致肾阳虚大鼠血清中降低的睾酮水平，其作用是通过激活细胞内腺苷酸环化酶实现的。

·**保护中枢神经系统作用**　右归丸主要通过调节海马区氨基酸神经递质的紊乱，改善大脑边缘系统，延缓机体衰老。

·**调节内分泌作用**　右归丸可明显升高丙基硫嘧啶致甲状腺功能减退症大鼠骨骼肌葡萄糖转运蛋白表达水平。

·**调节免疫作用**　右归丸可保护氢化可的松致小鼠胸腺细胞过度凋亡，使早期和晚期凋亡的细胞所占的比率恢复到接近正常水平。

【临床报道】选择以勃起功能障碍为主诉经临床检查诊断为功能性 ED 的患者共 50 例，随机分为治疗组 30 例，对照组 20 例，分别口服右归丸加味和五子衍宗丸汤剂，每日 1 剂，水煎分服，2 周为 1 个疗程，连用 3 个疗程，用 IIEF-5 评分作为评估疗效指标。结果：右归丸加味组总有效率为 63.33%，五子衍宗丸组总有效率为 25.00%。2 组比较，差异具有显著性（$P < 0.01$）。结论：右归丸加味治疗 ED 疗效满意[2]。

【参考文献】

[1] 王义周，刘妍，王蕾，等.左归丸与右归丸的药理研究进展 [J].浙江中医药大学学报，2010，34（1）：116-117，119.

[2] 朱锦祥.右归丸加味治疗阴茎勃起功能障碍 30 例 [J].福建中医药，2005，36（3）：43-43.

五子衍宗丸（片）

【处方】枸杞子、菟丝子（炒）、覆盆子、五味子（蒸）、车前子（盐炒）。

【功能与主治】补肾益精。用于肾虚精亏所致的阳痿不育、遗精早泄、腰痛、尿后余沥。

【用法与用量】

丸剂：口服。水蜜丸一次 6g，小蜜丸一次 9g，大蜜丸一次 1 丸，一日 2 次。

片剂：口服。一次 6 片，一日 3 次。

【注意事项】

1．感冒者慎用，以免表邪不解。

2．服药期间忌食生冷、辛辣等刺激性食物，并节制房事，以免影响药效。

【规格】

丸剂：大蜜丸，每丸重 9g。

片剂：糖衣片，片芯重 0.3g。

【贮藏】密封。

【药理毒理】本品具有改善阴茎勃起、保护生精功能的作用。

·**改善阴茎勃起**　五子衍宗丸具有补肾壮阳改善男性性功能

低下的作用，并具有明显耐寒、抗疲劳，改善肾阳虚证候作用[1]。

·**保护生精功能** 五子衍宗方可提高睾丸组织内抗氧化损伤能力，从而减轻隐睾对小鼠睾丸生殖功能的损害[2]。

【参考文献】

[1] 金龙，葛争艳，刘建勋，等.五子衍宗丸对大鼠交配功能和肾阳虚模型小鼠的影响[J].中国实验方剂学杂志，2012，18（16）：228-231.

[2] 曾晓，张长城，狄国杰，等.五子衍宗方对实验性隐睾小鼠生精功能的保护作用[J].中国实验方剂学杂志，2012，18（24）：201-204.

复方玄驹胶囊

【处方】黑蚂蚁、淫羊藿、枸杞子、蛇床子。

【功能与主治】温肾，壮阳，益精，祛风湿。用于肾阳虚，症见神疲乏力，精神不振，腰膝酸软，少腹阴器发凉，精冷滑泄，肢冷尿频，性欲低下，功能性勃起功能障碍等。亦可用于改善类风湿关节炎肾阳不足、风寒痹阻证引起的关节疼痛、肿胀症状。

【用法与用量】口服。一次3粒，一日3次，4周一疗程。

【不良反应】少数患者出现皮肤过敏、恶心、胃胀、胃脘灼热感。

【注意事项】

1. 阴虚火旺者，或有药物过敏史、过敏体质者请在医师指导下服用。

2. 有恶心、呕吐、头晕等不适症状者，饭后、减量服用，或遵医嘱。

3. 在用于改善类风湿关节炎肾阳不足、风寒痹阻证引起的关节疼痛、肿胀症状时，可根据病情同时应用 MTX、强的松等。

【规格】每粒装 0.42g。

【贮藏】密封。

【药理作用】本品具有提高雄激素水平、改善勃起的作用。

周少虎等[1]采用随机分组、空白对照、模型对照的临床研究方法，从 60 只 SPF 级雄性幼年 SD 大鼠中，随机取出 12 只大鼠为正常对照组，余大鼠去势（摘除双侧睾丸）后，随机均分 4 组，分别为模型对照组，复方玄驹胶囊高、中、低剂量组。结果：复方玄驹胶囊可改善雄性 SD 大鼠外周血中激素水平，提高附性器官指数，可能是临床治疗 ED 的重要作用机制之一。

王忠等[2]将离乳 1 个月的 90 只已去势雄性大鼠和 140 只性成熟大鼠（平均 3 月龄，雌、雄各半），随机分为 9 组，分别进行补肾、壮阳及交配试验，以观察不同剂量复方玄驹口服液、玄驹液及中药提取液对去势的肾虚动物生殖器官重量、大鼠阴茎对外部刺激的兴奋性以及雄性大鼠交配能力的影响。试验结果表明，与去势模型对照组比较，灌服 21 复方玄驹口服液和单纯玄驹液的大鼠，其精囊腺、前列腺及包皮腺重量明显增加（$P < 0.05$），阴茎对外部刺激的兴奋性明显增强，阴茎勃起潜伏期明显缩短（$P < 0.05$），尤以大剂量复方玄驹口服液的作用更加显著。交配试验结果表明，不同剂量的复方玄驹口服液均能明显提高雄性大鼠的交配能力。

【临床报道】

1. 蔡健[3]选择门诊中以 ED 就诊的患者共 42 例应用复方玄驹胶囊治疗，年龄 23 ~ 64 岁，平均 33.5 岁；病程 6 个月 ~ 14 年，平均 2.5 年。以国际勃起功能指数（IIEF-5）评分结果作为

ED 分组及疗效评估指标，并指导患者在治疗前后分别评分，用以判断复方玄驹胶囊的治疗效果。结果共 30 例取得不同程度的效果，总有效率为 71.4%。

2. 赵永久[4]观察复方玄驹胶囊治疗慢性非细菌性前列腺炎（CNP）并发勃起功能障碍（ED）的临床疗效与安全性。符合试验入选标准的患者 40 例口服复方玄驹胶囊：每次 3 粒，tid，治疗 4 周，采用自身对照的方法，根据服药前后各项指标的变化情况评价疗效。结果：治疗前后各项指标比较，差异均有显著性（$P < 0.05$），治疗 4 周后慢性前列腺炎症状指数（NIH-CPSI）总分、疼痛与不适评分、排尿症状评分及生活质量评分较治疗前分别下降了 11.03（49.13%），6.27（47.21%），2.11（47.2%），4.21（47.09%）；轻、中、重度勃起功能障碍 IIEF-5 评分分别增加 5.4（35.06%），6.21（67.79%），5.84（103.18%）。治疗 4 周后 CNP 的治愈率为 32.5%，有效率为 85.0%；ED 的治愈率为 30.0%，有效率为 87.5%。全组患者在观察过程中有出现轻度头晕 1 例，大便干结 2 例，心慌 1 例，其他无不良反应。结论：复方玄驹胶囊是治疗慢性非细菌性前列腺炎并发勃起功能障碍的有效药物，且安全性高。

【参考文献】

[1] 周少虎，翁治委，陈扬前，等．复方玄驹胶囊对去势雄性大鼠性激素水平及性器官重量的影响 [J]．中华男科学杂志，2011，17（10）：953-956．

[2] 王忠，袁国英，张继贵，等．复方玄驹口服液补肾壮阳药效学研究 [J]．中国老年学杂志，1996，02：93-95，109．

[3] 蔡健，邓哲献，蒋海波，等．复方玄驹胶囊治疗勃起功能障碍的疗效观察 [J]．中华男科学杂志，2006，12（6）：568-569．

[4] 赵永久，程伟，沈黎明，等．复方玄驹胶囊治疗慢性非细菌性前列腺炎并发勃起功能障碍 40 例 [J]. 医药导报，2010，29（8）：1022-1024.

强肾片

【处方】鹿茸、人参茎叶总皂苷、补骨脂、杜仲、枸杞子、桑椹、熟地黄、山茱萸、山药、茯苓、泽泻、牡丹皮、益母草、丹参。

【功能与主治】补肾填精，益气壮阳。用于阴阳两虚所致的肾虚水肿、腰痛、遗精、阳痿、早泄、夜尿频数；慢性肾炎和久治不愈的肾盂肾炎见上述证候者。

【用法与用量】口服。一次 4～6 片，一日 3 次，用淡盐水或温开水送下；小儿酌减，30 天为一疗程。

【注意事项】

1．湿热壅遏、膀胱气化不行之水肿不宜服用。

2．风湿痹阻、外伤所致的腰痛忌用。

3．服药期间饮食宜清淡、低盐，忌食生冷食品，以免损伤阳气。

4．湿热下注、惊恐伤肾所致阳痿者不宜服用。

【规格】每片重 0.3g（相当于原药材 1.08g）。

【贮藏】密封。

【药理毒理】本品具有抗炎、免疫调节作用。

·抗炎作用　强肾颗粒有显著改善尿蛋白和降低血清尿素氮和血清肌酐作用，可显著改善实验性肾炎的肾功能[1]。

·免疫调节作用　强肾片联合缬沙坦比单用缬沙坦能更有效地降低慢性肾炎患者蛋白尿，并具有免疫调节作用[2]。

【参考文献】

[1] 兆瑞竹，祥秋．强肾颗粒改善家兔实验性肾炎肾功能作用的研究 [J].黑龙江医药，2010，23（3）：360-362.

[2] 郑宝林，余俊文，张小娟，等．强肾片联合缬沙坦治疗慢性肾小球肾炎的临床研究 [J].中药药理与临床，2010，26（3）：57-59.

苁蓉益肾颗粒

【处方】五味子（酒制）、肉苁蓉（酒制）、菟丝子（酒炒）、茯苓、车前子（盐制）、巴戟天（制）。

【功能与主治】补肾填精。用于肾气不足，腰膝酸软，记忆衰退，头晕耳鸣，四肢无力。

【用法与用量】口服。一次1袋，一日2次。

【注意事项】

1．忌辛辣、生冷食物。

2．感冒发热患者不宜服用。

3．有高血压、心脏病、肝病、糖尿病、肾病等慢性病严重者应在医师指导下服用。

【规格】每袋装2g。

【贮藏】密封。

【药理毒理】本品具有降低小鼠氧耗，保护缺氧心肌的作用。

杨积平等[1]观察小鼠在分别常压和低压缺氧条件下平均存活时间和心肌耗氧量，结果苁蓉益肾颗粒高低剂量组均可使常压和低压缺氧条件下小鼠平均存活时间延长，降低常压条件下心肌耗氧量。结论：苁蓉益肾颗粒能明显降低小鼠氧耗，保护缺氧心肌。

【临床报道】

1. 胡少炜等[2]观察苁蓉益肾颗粒对男性勃起功能障碍的治疗作用。方法：将60例患者随机分为3组，每组各20例，A组给予苁蓉益肾颗粒，B组给予西地那非，C组则将两药联用，观察3组治疗效果。结果：苁蓉益肾颗粒、西地那非对男性勃起功能障碍均有效，且联用后效果更优。结论：苁蓉益肾颗粒治疗男性勃起功能障碍有效，与西地那非联用有较好的临床价值。

2. 沈小珩等[3]观察苁蓉益肾颗粒治疗肾虚型慢性疲劳综合征的临床疗效。方法：临床选择肾虚型慢性疲劳综合征患者30例，口服苁蓉益肾颗粒4周，观察治疗前、后患者的肾虚症状及体征积分。结果：苁蓉益肾颗粒可以明显改善慢性疲劳综合征患者肾虚症状及体征，总有效率为86.7%；治疗前、后比较具有显著性意义（$P < 0.01$）。结论：苁蓉益肾颗粒是治疗肾虚型慢性疲劳综合征的有效中药制剂。

【参考文献】

[1] 杨积平，许善初，陶明飞，等.苁蓉益肾颗粒对小鼠实验性缺氧的保护作用[J].安徽医药，2005，9（9）：648-649.

[2] 胡少炜，朱旋，邢鲁斌，等.苁蓉益肾颗粒治疗男性勃起功能障碍的临床观察[J].湖北中医杂志，2012，34（7）：13-14.

[3] 沈小珩，郑岚，朱伟嵘，等.苁蓉益肾颗粒治疗肾虚型慢性疲劳综合征的临床疗效观察[J].中国药房，2008，19（18）：1416-1418.

益肾灵颗粒

【处方】沙苑子、补骨脂、淫羊藿、韭菜子、附子（制）、覆盆子、金樱子、芡实（炒）、五味子、枸杞子、桑椹、女贞子、车前子（炒）。

【功能与主治】温阳补肾。用于肾气亏虚、阳气不足所致的阳痿、早泄、遗精或弱精症。

【用法与用量】开水冲服。一次 1 袋，一日 3 次。

【注意事项】

1. 湿热下注，惊恐伤肾，肝气郁结，劳伤心脾所致阳痿者不宜服用。

2. 心火亢盛，心肾不交，劳伤心脾，气不摄精，湿热下注所致遗精早泄者不宜服用。

3. 治疗期间忌食辛辣和饮酒，以免助湿生热。

【规格】每袋装（1）20g，（2）8g（无蔗糖）。

【贮藏】密封。

【药理毒理】益肾灵颗粒具有改善精子状况、增强免疫功能作用。

· **改善精子状况**　益肾灵颗粒联合复方玄驹胶囊治疗少弱精子症疗效较好[1]。

· **增强免疫功能**　益肾灵颗粒具有显著改善维持性血液透析（MHD）患者细胞免疫功能、对抗脂质过氧化、提高氧自由清除率和临床疗效[2]。

【参考文献】

[1] 李福宏. 益肾灵颗粒联合复方玄驹胶囊治疗少弱精子症的临床观察 [J]. 实用药物与临床，2012，15（2）：118-119.

[2] 刘建和，贺福元，周德生，等. 益肾灵颗粒对维持性血液透析患者的免疫功能及脂质过氧化作用的影响及疗效观察 [J]. 中国中西医结合肾病杂志，2002，3（4）：212-214.

金水宝胶囊（片）

【处方】发酵虫草菌粉（Cs-4）。

【功能与主治】补肾保肺，秘精益气。用于肺肾两虚，精气不足，久咳虚喘，神疲乏力，不寐健忘，腰膝酸软，月经不调，阳痿早泄；慢性支气管炎、慢性肾功能不全、高脂血症、肝硬化见上述证候者。

【用法与用量】

胶囊：口服。一次3粒，一日3次；用于慢性肾功能不全者一次6粒，一日3次。

片剂：口服。一次2片，一日3次；用于慢性肾功能不全者一次4片，一日3次，或遵医嘱。

【注意事项】

1. 外感实证咳喘忌用。

2. 服药期间忌辛辣食物。

【规格】

胶囊：每粒装0.33g。

片剂：每片重0.75g。

【贮藏】密封。

【药理毒理】金水宝胶囊具有降血脂、降血压、提高NO含量的作用。

· **降血脂作用**　金水宝胶囊对高脂血症小鼠有降低血清和肝脏中的血浆总胆固醇、甘油三酯的作用[1]。

· **降血压作用**　本品具有明显的降压作用且持续时间长，降压期间心电图无异常变化，对下肢和脑血管阻力有明显降低作用[1]。

· **提高NO含量**　金水宝胶囊高剂量组血清、肺组织中NO含量均高于金水宝胶囊低剂量组、阳性药对照组（$P < 0.05$，$P < 0.01$）[2]。

【参考文献】

[1] 李兴高，陈奇，黄梦雨，等.金水宝胶囊药理研究进展[J].

江西中医学院学报，2000，12（3）：143-144.

[2] 魏东，支政，高侃，等.金水宝胶囊对慢性支气管炎大鼠内皮素-1和一氧化氮含量的影响[J].河北中医，2013，35（6）：916-918.

龟龄集

【处方】人参、鹿茸、海马、枸杞子、丁香、穿山甲（用代用品）、雀脑、牛膝、锁阳、熟地黄、补骨脂、菟丝子、杜仲、石燕、肉苁蓉、甘草、天冬、淫羊藿、大青盐、砂仁。

【功能与主治】强身补脑，固肾补气，增进食欲。用于肾亏阳弱，记忆减退，夜梦精溢，腰酸腿软，气虚咳嗽，五更溏泻，食欲不振。

【用法与用量】口服。一次0.6g，一日1次。早饭前2小时用淡盐水送服。

【注意事项】

1．阴虚火旺者忌用。

2．感冒者慎用，以免表邪不解。

3．本品含活血消癥之品，孕妇忌用。

4．服药期间忌食生冷、刺激性食物。

【规格】每粒装0.3g。

【贮藏】密封。

【药理毒理】龟龄集具有抗衰老、促进生精作用。

·抗衰老作用　龟龄集能明显提高老年小鼠超氧化物歧化酶（SOD）和谷胱甘肽过氧化物酶（GSH-Px）的含量，减少丙二醛（MDA）含量，龟龄集还能明显增加老年小鼠单胺类神经递质的含量，表明龟龄集有抗衰老作用[1]。

·促进生精　龟龄集能降低促黄体生成素（LH）含量和提高

促卵泡生长素（FSH）含量，显著提高精子数量和密度[2]。

【临床报道】郭军采用多中心、安慰剂对照试验的临床研究方法，将180例患者随机分为试验组和对照组，试验组患者采用口服龟龄集胶囊治疗，对照组采用安慰剂治疗，疗程为4周，以IIEF-5为主要疗效指标，以患者伴随症状为次要疗效指标，来评价龟龄集胶囊治疗效果。结果：有164例患者完成了临床研究，试验组88例患者，显效36例，有效24例，无效28例，总有效率68.2%；对照组86例患者，显效20例，有效13例，无效53例，总有效率38.4%，两组疗效比较差异显著（$P < 0.01$）。试验组治疗前IIEF-5评分为12.6±2.3，治疗后为21.8±2.6；对照组治疗前IIEF-5评分为11.5±3.1，治疗后为14.8±4.4，两组疗效比较差异显著（$P < 0.01$）。结论：试验组能改善患者IIEF-5评分情况，试验组患者治疗后腰膝酸冷、疲乏无力、性欲淡漠、精神萎靡、畏寒肢凉等症状较治疗前明显好转[3]。

【参考文献】

[1] 刘亚明，牛欣，冯前进，等.龟龄集抗衰老作用研究[J].中药药理与临床，2003，19（2）：10-11.

[2] 谢建兴，王峻，陈铭，等.龟龄集胶囊对少精症模型大鼠的生精作用及对性激素的影响[J].广州中医药大学学报，2011，28（6）：621-623.

[3] 郭军，张春影，王瑞.龟龄集胶囊治疗勃起功能障碍的疗效观察[J].中国性科学，2010，19（11）：14-16.

龟鹿二仙膏

【处方】鹿角、龟甲、党参、枸杞子。

【功能与主治】温肾益精，补气养血。用于肾虚精亏所致的腰膝酸软、遗精、阳痿。

【用法与用量】口服。一次 15 ~ 20g，一日 3 次。

【注意事项】

1．阴虚火旺者慎用。

2．感冒者慎用，以免表邪不解。

【规格】每瓶装 100ml。

【贮藏】密封。

【药理毒理】龟鹿二仙膏具有抗衰老、补血、抗辐射、增强免疫作用。

·**抗衰老作用** 本品可提高小鼠的耐氧能力[1]。

·**补血作用** 龟鹿二仙膏对小鼠失血性贫血、辐射性贫血具有明显升高红细胞、白细胞和血红蛋白作用[1]。

·**抗辐射和增强免疫作用** 龟鹿二仙膏可预防实验性"肾阳虚"鼠的体重减轻，提高机体的免疫功能和耐缺氧功能[1]。

【参考文献】

[1] 郑本瑞，罗自文．龟鹿二仙膏的药理学研究 [J]．中成药，2000，22（12）．

强阳保肾丸

【处方】炙淫羊藿、阳起石（煅，酒淬）、酒肉苁蓉、盐胡芦巴、盐补骨脂、醋五味子、沙苑子、蛇床子、覆盆子、韭菜子、麸炒芡实、肉桂、盐小茴香、茯苓、制远志。

【功能与主治】补肾助阳。用于肾阳不足所致的腰酸腿软、精神倦怠、阳痿遗精。

【用法与用量】口服。一次6g，一日2次。

【规格】每100丸重6g。

【贮藏】密封。

引阳索胶囊

【处方】淫羊藿、五味子。

【功能与主治】补肾壮阳，生津。用于阳萎早泄，腰膝酸软，津亏自汗，头目眩晕等症。

【用法与用量】口服。一次2粒，一日3次。

【规格】每粒装0.27g。

【贮藏】密封。

（六）气血瘀阻证常用中成药品种

血府逐瘀丸（口服液、胶囊）

【处方】桃仁（炒）、红花、地黄、川芎、赤芍、当归、牛膝、柴胡、桔梗、枳壳（麸炒）、甘草。

【功能与主治】活血祛瘀，行气止痛。用于气滞血瘀所致的胸痹，头痛日久、痛如针刺而有定处，内热烦闷，心悸失眠，急躁易怒。

【用法与用量】

丸剂：空腹，用红糖水送服。规格（1）大蜜丸，一次1~2丸；规格（2）水蜜丸，一次6~12g；规格（3）水丸，一次1~2袋；规格（4）小蜜丸，一次9~18g（45~90丸），一日2次。

口服液：口服。一次10ml，一日3次；或遵医嘱。

胶囊：口服。一次6粒，一日2次，1个月为一疗程。

【注意事项】

1．体弱无瘀者不宜用。

2．气虚血瘀者慎用。

3．服药期间饮食宜清淡，忌生冷、油腻食物。

4．在治疗期间，若心痛持续发作，宜加用硝酸酯类药。如出现剧烈心绞痛，心肌梗死，应及时急诊救治。

【规格】

丸剂：（1）每丸重9g，（2）每60粒重6g，（3）每67丸约重1g，（4）每100丸重20g。

口服液：每支装10ml。

胶囊：每粒装0.4g。

【贮藏】密封。

【药理毒理】血府逐瘀汤具有改善微循环作用。给药组肝组织血流量明显高于模型组，说明血府逐瘀胶囊能改善微循环[1]。

【参考文献】

[1] 王岩，李萌，王玉芬，等．血府逐瘀胶囊药理实验[J]．北京中医，1998，（2）．

少腹逐瘀丸（颗粒、胶囊）

【处方】当归、蒲黄、五灵脂（醋炒）、赤芍、小茴香（盐炒）、延胡索（醋制）、没药（炒）、川芎、肉桂、炮姜。

【功能与主治】温经活血，散寒止痛。用于寒凝血瘀所致的月经后期、痛经、产后腹痛，症见行经后错、行经小腹冷痛、经血紫暗、有血块，产后小腹疼痛喜暖、拒按。

【用法与用量】

丸剂：温黄酒或温开水送服。一次1丸，一日2～3次。

颗粒剂：规格（1）开水冲服，一次1.6g，一日2～3次；或遵医嘱。规格（2）用温黄酒或温开水送服，一次5g，一日3次；或遵医嘱。

胶囊：温开水送服。一次3粒，一日3次；或遵医嘱。

【注意事项】

1．湿热为患、阴虚有热者慎用。

2．服药期间忌食寒凉之品。

【规格】

丸剂：每丸重9g。

颗粒剂：每袋装（1）1.6g，（2）5g。

胶囊：每粒装0.45g。

【贮藏】 密封。

【药理毒理】 少腹逐瘀汤具有解痉、镇痛、抗炎作用。

乐江等[1]通过大鼠离体子宫平滑肌实验、在体小鼠"痛经"实验和大鼠子宫炎症实验，证实少腹逐瘀汤有解痉、镇痛、抗炎作用。

【参考文献】

[1] 乐江，程军，汪晖，等．少腹逐瘀汤分煎与合煎药理作用对比研究 [J]．中成药，2002，24（11）：888-890．

疏肝益阳胶囊

见本病"肝气郁结证常用中成药品种"。

附二

治疗勃起功能障碍的常用中成药简表

证型	药物名称	功能	主治病症	用法用量	备注
肝气郁结证	柴胡舒肝丸	舒肝理气，消胀止痛。	用于肝气不舒，胸胁痞闷，食滞不清，呕吐酸水。	口服。一次1丸，一日2次。	药典，医保
	逍遥丸（颗粒）	疏肝健脾，养血调经。	用于肝郁脾虚所致的郁闷不舒，胸胁胀痛，头晕目眩，食欲减退，月经不调。	丸剂：口服。规格（1）大蜜丸，一次1丸，一日2次；规格（2）、（3）水丸，一次6～9g，一日1～2次；规格（4）浓缩丸，一次8丸，一日3次。颗粒剂：开水冲服。规格（1）、（2）、（3）、（4）一次1袋，一日2～3次。	丸剂：药典，基药，医保颗粒剂：药典，基药，医保
	丹栀逍遥丸	舒肝解郁，清热调经。	用于肝郁化火，胸胁胀痛，烦闷急躁，颊赤口干，食欲不振或有潮热，以及妇女月经先期，经行不畅，乳房与少腹胀痛。	口服。一次6～9g，一日2次。	基药，医保
	加味逍遥口服液（合剂）	舒肝清热，健脾养血。	用于肝郁血虚，肝脾不和所致的两胁胀痛，头晕目眩，倦怠食少，月经不调，脐腹胀痛；更年期综合征见上述证候者。	口服。一次10ml，一日2次。	药典
	加味逍遥丸	舒肝清热，健脾养血。	用于肝郁血虚，肝脾不和，两胁胀痛，头晕目眩，倦怠食少，月经不调，脐腹胀痛。	口服。一次6g，一日2次。	药典，医保

证型	药物名称	功能	主治病症	用法用量	备注
肝气郁结证	疏肝益阳胶囊	疏肝解郁，活血补肾。	用于治疗肝郁肾虚证和肝郁肾虚兼血瘀证所致功能性阳痿和轻度动脉供血不足性阳痿。症见阳痿，阴茎痿软不举或举而不坚，胸闷善太息，胸胁胀满，腰膝酸软，舌淡或有瘀斑，脉弦或弦细。	口服。一次4粒，一日3次，4周为一疗程。	
湿热下注证	龙胆泻肝丸（颗粒、胶囊、片）	清肝胆，利湿热。	用于肝胆湿热，头晕目赤，耳鸣耳聋，耳肿疼痛，胁痛口苦，尿赤涩痛，湿热带下。	丸剂：口服。水丸一次3~6g，大蜜丸一次1~2丸，一日2次。颗粒剂：温开水送服。一次1~2袋，一日2次。胶囊：口服。一次4粒，一日3次。片剂：口服。一次4~6片，一日2~3次。	丸剂：医保，药典颗粒剂：医保胶囊：医保片剂：医保
	癃清片（胶囊）	清热解毒，凉血通淋。	用于下焦湿热所致的热淋，症见尿频、尿急、尿痛、腰痛、小腹坠胀。亦用于慢性前列腺炎湿热蕴结兼见瘀血证，症见小便频急，尿后余沥不尽，尿道灼热，会阴、少腹、腰骶部疼痛或不适等。	片剂：口服。一次6片，一日2次；重症一次8片，一日3次。胶囊：口服。一次4粒，重症一次5~6粒，一日3次。	片剂：药典，基药，医保胶囊：基药
	八正合剂（胶囊）	清热，利尿，通淋。	用于湿热下注，小便短赤，淋沥涩痛，口燥咽干。	合剂：口服。一次15~20ml，一日3次，用时摇匀。胶囊：口服。一次4粒，一日3次。	合剂：药典，医保胶囊：医保

证型	药物名称	功能	主治病症	用法用量	备注
心脾两虚证	归脾丸（合剂）	益气健脾，养血安神。	用于心脾两虚，气短心悸，失眠多梦，头晕头昏，肢倦乏力，食欲不振，崩漏便血。	丸剂：用温开水或生姜汤送服。规格（1）大蜜丸，一次1丸；规格（2）浓缩丸，一次8～10丸；规格（3）水蜜丸，一次6g；规格（4）、（5）、（6）小蜜丸，一次9g，一日3次。合剂：口服。一次10～20ml，一日3次，用时摇匀。	丸剂：基药，药典，医保合剂：基药，医保
	人参归脾丸	益气补血，健脾养心。	用于气血不足，心悸，失眠，食少乏力，面色萎黄，月经量少，色淡。	口服。一次1丸，一日2次。	医保
惊恐伤肾证	宁心补肾丸	宁心补肾，益精止痿。	用于肾虚耳鸣，头晕眼花，惊悸不宁，盗汗体倦，遗精，滑精，阳痿不育，腰膝酸软。	口服。一次1丸，一日2次。	
	壮肾安神片	滋阴补肾，生精填髓。	用于肾精不足，头晕目眩，心悸耳鸣，神志不宁，腰膝酸软，阳痿遗精。	口服。一次5片，一日3次。	
	脑灵素片	补气血，养心肾，健脑安神。	用于神经衰弱，健忘失眠，头晕心悸，身倦无力，体虚自汗，阳痿遗精。	口服。一次3～4片，一日2～3次。	
命门火衰证	右归丸（胶囊）	温补肾阳，填精止遗。	用于肾阳不足，命门火衰，腰膝酸冷，精神不振，怯寒畏冷，阳痿遗精，大便溏薄，尿频而清。	丸剂：口服。小蜜丸一次9g，大蜜丸一次1丸，一日3次。胶囊：口服。一次4粒，一日3次。	丸剂：药典，医保胶囊：医保

续表

证型	药物名称	功能	主治病症	用法用量	备注
命门火衰证	五子衍宗丸（片）	补肾益精。	用于肾虚精亏所致的阳痿不育、遗精早泄、腰痛、尿后余沥。	丸剂：口服。水蜜丸一次6g，小蜜丸一次9g，大蜜丸一次1丸，一日2次。 片剂：口服。一次6片，一日3次。	丸剂：药典 片剂：药典
	复方玄驹胶囊	温肾，壮阳，益精，祛风湿。	用于肾阳虚，症见神疲乏力，精神不振，腰膝酸软，少腹阴器发凉，精冷滑泄，肢冷尿频，性欲低下，功能性勃起功能障碍等。亦可用于改善类风湿关节炎肾阳不足、风寒痹阻证引起的关节疼痛、肿胀症状。	口服。一次3粒，一日3次。疗程4周。	
	强肾片	补肾填精，益气壮阳。	用于阴阳两虚所致的肾虚水肿、腰痛、遗精、阳痿、早泄、夜尿频数；慢性肾炎和久治不愈的肾盂肾炎见上述证候者。	口服。一次4～6片，一日3次，用淡盐水或温开水送下；小儿酌减，30天为一疗程。	药典
	苁蓉益肾颗粒	补肾填精。	用于肾气不足，腰膝酸软，记忆衰退，头晕耳鸣，四肢无力。	口服。一次1袋，一日2次。	医保
	益肾灵颗粒	温阳补肾。	用于肾气亏虚、阳气不足所致的阳痿、早泄、遗精或弱精症。	开水冲服。一次1袋，一日3次。	药典

证型	药物名称	功能	主治病症	用法用量	备注
命门火衰证	金水宝胶囊（片）	补肾保肺，秘精益气。	用于肺肾两虚，精气不足，久咳虚喘，神疲乏力，不寐健忘，腰膝酸软，月经不调，阳痿早泄；慢性支气管炎、慢性肾功能不全、高脂血症、肝硬化见上述证候者。	胶囊：口服。一次3粒，一日3次；用于慢性肾功能不全者一次6粒，一日3次。片剂：口服。一次2片，一日3次；用于慢性肾功能不全者一次4片，一日3次，或遵医嘱。	胶囊：药典片剂：药典
	龟龄集	强身补脑，固肾补气，增进食欲。	用于肾亏阳弱，记忆减退，夜梦精溢，腰酸腿软，气虚咳嗽，五更溏泻，食欲不振。	口服。一次0.6g，一日1次。早饭前2小时用淡盐水送服。	药典
	龟鹿二仙膏	温肾益精，补气养血。	用于肾虚精亏所致的腰膝酸软、遗精、阳痿。	口服。一次15～20g，一日3次。	药典
	强阳保肾丸	补肾助阳。	用于肾阳不足所致的腰酸腿软、精神倦怠、阳痿遗精。	口服。一次6g，一日2次。	药典
	引阳索胶囊	补肾壮阳，生津。	用于阳萎早泄，腰膝酸软，津亏自汗，头目眩晕等症。	口服。一次2粒，一日3次。	
气血瘀阻证	血府逐瘀丸（口服液、胶囊）	活血祛瘀，行气止痛。	用于气滞血瘀所致的胸痹、头痛日久、痛如针刺而有定处，内热烦闷，心悸失眠，急躁易怒。	丸剂：空腹，用红糖水送服。规格（1）大蜜丸，一次1～2丸；规格（2）水蜜丸，一次6～12g；规格（3）水丸，一次1～2袋；规格（4）小蜜丸，一次9～18g（45～90丸），一日2次。	丸剂：基药，医保口服液：基药胶囊：药典，基药，医保

续表

证型	药物名称	功能	主治病症	用法用量	备注
气血瘀阻证				口服液：口服。一次10ml，一日3次；或遵医嘱。 胶囊：口服。一次6粒，一日2次，1个月为一疗程。	
	少腹逐瘀丸（颗粒、胶囊）	温经活血，散寒止痛。	用于寒凝血瘀所致月经后期痛经、产后腹痛，症见经行后错、行经小腹冷痛、经血紫暗、有血块，产后小腹疼痛喜暖、拒按。	丸剂：温黄酒或温开水送服。一次1丸，一日2～3次。 颗粒剂：规格（1）开水冲服，一次1.6g，一日2～3次；或遵医嘱。规格（2）用温黄酒或温开水送服，一次5g，一日3次；或遵医嘱。 胶囊：温开水送服。一次3粒，一日3次；或遵医嘱。	丸剂：药典，基药 颗粒剂：基药，医保 胶囊：基药，医保
	疏肝益阳胶囊	见35页	同前	同前	同前

男性不育症

世界卫生组织（WHO）规定，夫妇有性生活1年以上，未采用任何避孕措施，由于男方因素造成女方不孕者，称为男性不育症。男性不育症不是一种独立的疾病，而是由一种或多种疾病和因素造成的。据WHO调查，大约25％的夫妇结婚后1年不能怀孕。

男性不育属于中医"无子"、"无嗣"的范畴。中医学对于男性不育症的认识历史悠久，卓有贡献，早在春秋战国时期的医学著作《黄帝内经·上古天真论》中，即有"丈夫八岁，肾气实，发长齿更；二八肾气盛，精气溢泻，阴阳和，故能有子；……七八肝气虚，筋不能动，天癸绝，精少，肾脏衰，形体皆极；八八，则齿发去。"不育的治疗最早见于先秦的《山海经》，隋朝巢元方在《诸病源候论》中对"无子"的病因病机进行了阐述。

一、中医病因病机分析及常见证型

男子不育以肾为本，与脾肝关系密切。病变脏腑主要是肾、肝、脾，病理因素为气滞湿困瘀阻，正虚为本，邪实为标。正虚以肾脾两脏亏虚为主。肾为先天之本，肾藏精，主生殖。脾为后天之本，气血生化之源。肾脾功能正常，精充血足，则男子生殖功能正常，脾肾两虚，则精血亏虚，造成精子数量减少，活动力低下，影响受孕。邪实，多为肝气郁结，脾失健运，久病入络，跌仆外伤，造成气滞湿困瘀阻，精室失养，从而导致精子发生畸形、凝集、活动力低下，精液液化时间延长，影响女方受孕。

1. 肾阳虚衰 禀赋薄弱，久病不愈，脾肾受损，或色欲过度，下元亏损，命门火衰，不能温煦生精。

2. 肾阴不足 素体阴血不足或房劳过甚，或嗜食温燥劫阴之品，或久病及肾，耗伤肾阴，肾阴不足则阴虚火旺以致无子。

3. **气血两虚** 久病或饮食不节，脾胃受损，水谷精微不能化生为精血，先天之精失于充养。

4. **瘀血阻滞** 跌仆损伤，精道瘀阻，或因湿热之邪久恋化瘀，蕴阻精道，或因忍精不泄，败精，或因情志不畅，气滞血瘀，阻滞精道而致无子。

5. **肝郁气滞** 情志不遂，七情所伤，致肝气郁结，疏泄失常，影响精子生存。

6. **湿热下注** 过食膏粱厚味、烟酒辛辣之品，内生湿热，或因湿热之邪外袭，留滞下焦，蕴结精室，煎熬精液而致无子。

二、辨证选择中成药

1. 肾阳虚衰证

【临床表现】性欲减退，阳痿早泄，精子数少、成活率低、活动力弱，或射精无力；伴腰酸腿软，疲乏无力，小便清长；舌质淡，苔薄白，脉沉细。

【辨证要点】性欲减退，疲乏无力；舌淡苔薄白，脉沉细或沉迟无力。

【病机简析】禀赋薄弱，久病不愈，脾肾受损，或色欲过度，下元亏损，命门火衰，不能温煦生精。

【治法】温补肾阳，益肾填精。

【辨证选药】可选用桂附地黄丸（胶囊）、缩泉丸（胶囊）、济生肾气丸（片）、右归丸（胶囊）、益肾灵颗粒、龟龄集、五子衍宗丸（片）、强肾片、金锁固精丸、金水宝胶囊（片）、龟鹿二仙膏、麒麟丸等。

此类药物多以附子、肉桂、鹿角胶、熟地黄、枸杞子、山茱萸、山药、菟丝子、杜仲为主，诸药配合，共奏温补肾阳，填精止遗之功。

2. 肾阴不足证

【临床表现】遗精滑泄，精液量少，精子数少，精子活动力弱或精液黏稠不化，畸形精子较多；头晕耳鸣，手足心热；舌质红，少苔，脉沉细。

【辨证要点】遗精滑泄，头晕耳鸣，手足心热，舌质红，少苔，脉沉细。

【病机简析】素体阴血不足或房劳过甚，或嗜食温燥劫阴之品，或久病及肾，耗伤肾阴，肾阴不足则阴虚火旺以致无子。

【治法】滋补肾阴，益精养血。

【辨证选药】可选用六味地黄胶囊（颗粒、口服液、片、软胶囊、丸）、知柏地黄丸、大补阴丸、河车大造丸、左归丸、麦味地黄口服液（丸）、杞菊地黄丸（片、口服液、胶囊）、七味都气丸等。

此类药物多以熟地黄、山茱萸、当归、白芍、龟板胶为主，滋补肾阴，益精养血，用于治疗肾阴不足男性不育症。

3. 气血两虚证

【临床表现】性欲减退，阳事不兴，或精子数少、成活率低、活动力弱；神疲倦怠，面色无华；舌质淡，苔薄白，脉沉细无力。

【辨证要点】神疲乏力，头晕眼花，面色苍白或萎黄，少气懒言；舌淡苔薄白，脉沉细无力。

【病机简析】思虑过度、劳倦伤心而致心气不足，心血亏耗；或大病久病之后，元气大伤，气血两虚，血虚不能化生精液而精少精弱，甚或无精，引起不育。

【治法】补益气血。

【辨证选药】可选用十全大补合剂（丸）、八珍颗粒（丸）、补中益气丸（口服液、合剂）、人参养荣丸、人参健脾丸、人参归脾丸、归脾丸（合剂）。

此类药物多以人参、白术、茯苓、甘草、熟地、当归、白芍为主，可收到很好的补益气血之功。

4. 瘀血阻滞证

【临床表现】会阴部、下腹部或耻骨上区坠胀或疼痛，面色晦暗，肌肤甲错，肢体麻木，烦躁善忘；舌质黯有瘀斑瘀点，脉涩或弦涩。

【辨证要点】会阴部、下腹部或耻骨上区坠胀或疼痛，面色晦暗；舌质黯有瘀斑瘀点，脉涩或弦涩。

【病机简析】跌仆损伤，精道瘀阻，或因湿热之邪久恋化瘀，蕴阻精道，或因忍精不泄，败精，或因情志不畅，气滞血瘀，阻滞精道而致无子。

【治法】活血化瘀，通络疏精。

【辨证选药】可选用血府逐瘀口服液（胶囊）、桂枝茯苓胶囊（丸）、茴香橘核丸、少腹逐瘀丸（颗粒）等。

此类药物多以红花、丹参、赤芍、水蛭、牛膝等为主，可活血化瘀，疏通精道。

5. 肝郁气滞证

【临床表现】性欲低下，阳痿不举，或性交时不能射精，精子稀少、活力下降；精神抑郁，胁肋胀痛，脘痞腹胀，恶心嗳气；舌质黯苔薄，脉弦。

【辨证要点】精神抑郁，胁肋胀痛，烦躁易怒，时时太息；舌质黯苔薄，脉弦。

【病机简析】情志不遂，七情所伤，致肝气郁结，疏泄失常，可致宗筋痿而不举；或气郁化火，肝火亢盛，灼伤肾水，肝木失养，宗筋拘急，精窍之道被阻，影响精子生存。

【治法】疏肝解郁，温肾填精。

【辨证选药】可选用柴胡舒肝丸、逍遥丸（颗粒）、丹栀逍遥丸、加味逍遥口服液（合剂）、加味逍遥丸等。

此类药物多以枳实、陈皮、枳壳、川芎、香附为主，故服后肝气条达，血脉通畅，诸症亦除。

6. 湿热下注证

【临床表现】阳事不兴或勃起不坚，精子数少或死精较多，小腹急满，小便短赤；舌苔黄，脉弦滑。

【辨证要点】小便黄赤，阴囊湿痒；舌苔黄，脉弦滑。

【病机简析】过食膏粱厚味、烟酒辛辣之品，内生湿热，或因湿热之邪外袭，留滞下焦，蕴结精室，煎熬精液而致无子。

【治法】清热利湿。

【辨证选药】可选用龙胆泻肝丸（颗粒、胶囊、口服液）、二妙丸、四妙丸、八正合剂（胶囊）、萆薢分清丸、导赤丸等。

此类药物多以苍术、黄柏、牛膝、薏苡仁为主，清湿热利筋络，可治疗湿热下注型男性不育症。

三、用药注意

临床选药必须以辨证论治的思想为指导，针对不同证型，选择与其相对证的药物，才能收到较为满意的疗效。提倡进行婚前教育，宣传生理生殖方面的有关知识，科学指导青年男女正确认识两性关系，夫妻和睦，性生活和谐；勿过量饮酒及大量吸烟，不食棉籽油；消除有害因素，对接触放射线、有毒物品或高温环境而致不育者，可适当调动工作；性生活适度，性交次数不要过频，也不宜相隔时间太长，否则可能影响精子质量。如果能利用女方排卵时间进行性交，往往可以提高受孕机会。另外，患者如正在服用其他药品，应当告知医师或药师；还需避风寒，防重感；饮食宜清淡，切忌肥甘油腻食物，以防影响药效的发挥。药品贮藏宜得当，存于阴凉干燥处，药品性状发生改变时禁止服用。药品必须妥善保管，放在儿童不能接触的地方，以防发生意外。关于具体药品的饮食禁忌、配伍禁忌、证候禁忌、病证禁忌、特殊体质禁忌、特殊人群禁忌等，各药品内容中均有详细介绍，用药前务必仔细阅读。

附一

常用治疗男性不育症的中成药药品介绍

（一）肾阳虚衰证常用中成药品种

桂附地黄丸（胶囊）

【处方】肉桂、附子（制）、熟地黄、山茱萸、山药、茯苓、泽泻、牡丹皮。

【功能与主治】温补肾阳。用于肾阳不足，腰膝冷痛，肢体浮肿，小便不利或反多，痰饮喘咳，消渴。

【用法与用量】

丸剂：口服。水蜜丸一次 6g，小蜜丸一次 9g，大蜜丸一次 1 丸，一日 2 次；浓缩丸一次 8 丸，一日 3 次。

胶囊：口服。一次 7 粒，一日 2 次。

【注意事项】

1. 本品为阴阳两虚消渴所设，若肺热津伤，胃热炽盛，阴虚内热消渴者忌用。

2. 治疗期间宜节制房事。

3. 本品药性温热，中病即可，不可过服以防止化燥伤阴。

4. 本品含有辛温大热之品等，孕妇慎用。

5. 本品含附子有毒，不可过服、久服。

6. 服药期间忌食生冷油腻，以防寒凉伤阴。

【规格】

丸剂：大蜜丸每丸重 9g，浓缩丸每 8 丸相当于原生药 3g。

胶囊：每粒装 0.34g。

【贮藏】 密封。

【药理毒理】 桂附地黄丸具有抗炎、增强免疫功能的作用。

·**抗炎作用** 临床研究中应用桂附地黄胶囊联合盐酸坦洛新缓释胶囊治疗慢性前列腺炎，结果表明本品有明显的抗炎作用[1]。

·**增强免疫功能** 应用黄芪注射液联合桂附地黄胶囊治疗慢性支气管肺炎，结果表明该疗法能提高及修复免疫功能，减少该病在冬季发作的频率[2]。

【参考文献】

[1] 李德了，李玥瑶，吴捷，等．桂附地黄胶囊治疗肾虚湿热型慢性前列腺炎的对照观察 [J]．实用中医内科杂志，2012，26

（3）：46-47.

[2] 付晓辉，朱晓青. 黄芪注射液合桂附地黄胶囊治疗慢性支气管炎疗效观察 [J]. 时珍国医国药，2003，14（12）：762-763.

缩泉丸（胶囊）

【处方】 益智仁（盐炒）、乌药、山药。

【功能与主治】 补肾缩尿。用于肾虚所致的小便频数、夜间遗尿。

【用法与用量】

丸剂：口服。一次 3～6g，一日 3 次。

片剂：口服。成人一次 6 粒，5 岁以上儿童一次 3 粒，一日 3 次。

【注意事项】

1．肝经湿热所致遗尿不宜使用。

2．服药期间，饮食宜清淡，忌饮酒、辛辣食物。

【规格】

丸剂：每 20 粒重 1g。

胶囊：每粒装 0.3g。

【贮藏】 密封。

【药理毒理】 缩泉丸具有抗利尿、调节水液代谢作用。

·抗利尿作用 缩泉丸和脑垂体后叶素对水负荷大白鼠均有显著的抗利尿作用 [1]。

·调节水液代谢 缩泉丸可通过增加肾脏 AT1RmRNA 及蛋白的表达，增强 Ang Ⅱ 的功能，从而发挥调节水液代谢的作用 [2]。

【参考文献】

[1] 吴清和，李育浩，陈淑英，等. 缩泉丸的药理学研究 [J].

新中医，1991，（12）：49-50.

[2] 李淑雯，吴清和，黄萍.缩泉丸对肾虚多尿大鼠肾脏AT1RmRNA及蛋白表达的影响 [J].时珍国医国药，2012，23（11）：2672-2674.

济生肾气丸（片）

【处方】肉桂、附子（制）、牛膝、熟地黄、山茱萸（制）、山药、茯苓、泽泻、车前子、牡丹皮。

【功能与主治】温肾化气，利水消肿。用于肾阳不足、水湿内停所致的肾虚水肿、腰膝酸重、小便不利、痰饮咳喘。

【用法与用量】

丸剂：口服。水蜜丸一次6g，小蜜丸一次9g，大蜜丸一次1丸，一日2～3次。

片剂：口服。一次6片，一日3次。

【注意事项】

1．本品主治肾虚水肿，若湿热壅盛，风水泛溢水肿者不宜用。

2．本品含辛温大热之品，孕妇慎用。

3．本品含附子，有毒，不可过服、久服。

4．服药期间饮食宜清淡，宜低盐饮食。

5．本品含钾量高，与保钾利尿药安体舒通、氨苯蝶啶合用时，应防止高血钾症；应避免与磺胺类药物同时服用。

【规格】

丸剂：水蜜丸每袋装6g，大蜜丸每丸重9g。

片剂：基片重0.3g。

【贮藏】密封。

【药理毒理】济生肾气丸具有调节血糖、降血脂作用[1]。

·**调节血糖** 68 例糖尿病肾病患者应用济生肾气丸改汤剂口服治疗 45 天，治疗后 24h 尿蛋白定量明显下降，空腹血糖（FBG）、总胆固醇（TCh）、甘油三酯（TG）、尿素氮（BUN）等变化差异有显著性。

·**降血脂** 济生肾气丸配合糖尿病的基础治疗有利于减轻蛋白尿、降低血脂、保护肾功能。

【参考文献】

[1] 胡孝荣，朱小刚，陈颖.济生肾气丸治疗临床期糖尿病肾病的临床研究 [J].四川中医，2005，23（7）：38-39.

右归丸（胶囊）

【处方】熟地黄、炮附片、肉桂、山药、酒萸肉、菟丝子、鹿角胶、枸杞子、当归、杜仲。

【功能与主治】温补肾阳，填精止遗。用于肾阳不足，命门火衰，腰膝酸冷，精神不振，怯寒畏冷，阳痿遗精，大便溏薄，尿频而清。

【用法与用量】

丸剂：口服。小蜜丸一次 9g，大蜜丸一次 1 丸，一日 3 次。

胶囊：口服。一次 4 粒，一日 3 次。

【不良反应】服药后偶可发生轻度便秘。

【注意事项】

1. 本品温肾涩精，用于肾阳亏虚，精关不固的遗精虚证，若阴虚火旺，心肾不交，湿热下注，扰动精室，劳伤心脾，气不摄精者忌用。

2．本品为命门火衰精气虚寒、阳痿虚证所设，若思虑忧郁，劳伤心脾，恐惧伤肾，湿热下注所致阳痿忌用。

3．方中含肉桂、附子等大温大热之品，不宜过服，以免伤阴。

【规格】

丸剂：小蜜丸，每10丸重1.8g；大蜜丸，每丸重9g。

胶囊：每粒装0.45g。

【贮藏】 密封。

【药理毒理】 右归丸具有对下丘脑－垂体－靶腺轴的调节作用，以及保护中枢神经系统、调节内分泌、调节免疫的作用[1]。

·对下丘脑－垂体－靶腺轴的调节作用 右归丸可显著提高氢化可的松致肾阳虚大鼠血清中降低的睾酮水平，其作用是通过激活细胞内腺苷酸环化酶实现的。

·保护中枢神经系统作用 右归丸主要通过调节海马区氨基酸神经递质的紊乱，改善大脑边缘系统，延缓机体衰老。

·调节内分泌作用 右归丸可明显升高丙基硫嘧啶致甲状腺功能减退症大鼠骨骼肌葡萄糖转运蛋白表达水平。

·调节免疫作用 右归丸可保护氢化可的松致小鼠胸腺细胞过度凋亡，使早期和晚期凋亡的细胞所占的比率恢复到接近正常水平。

【临床报道】 李海松等[2]观察右归胶囊对肾阳亏虚型精液异常男性不育症患者精液参数及生殖内分泌激素水平的影响。将120例患者随机分为两组，每组60例，治疗组口服右归胶囊，每次1.8g，每日3次；对照组口服左卡尼汀口服液，每次20ml，每日1次；连续治疗12周为1个疗程。观察和比较两组之间及各组治疗前后患者精液参数、生殖内分泌激素水平的变化。结果治疗组总有效率为83.33%，对照组总有效率为65.45%；治疗组配偶妊娠率为9.26%，对照组配偶妊娠率为5.45%。两组比较，差异均有统计学意义（$P < 0.05$）；治疗组治疗前后精液量、精子浓度、精子总活力、前向运动精子、血浆睾酮（T）和促黄体生成激素（LH）水平比较差异有统计学意义（$P < 0.05$）。与对照组比较，差异有统计学意义（$P < 0.05$）。结论：应用右归胶囊治疗肾阳亏虚型男性不育症可以有效地改善精液质量及生殖内分泌水平，具有较好的临床疗效。

【参考文献】

[1] 王义周，刘妍，王蕾，等. 左归丸与右归丸的药理研究进展[J]. 浙江中医药大学学报，2010，34（1）：116-117，119.

[2] 李海松，莫旭威，王彬，等. 右归胶囊治疗精液异常男性不育症60例临床观察[J]. 世界中西医结合杂志，2013，8（8）：815-817，821.

益肾灵颗粒

【处方】沙苑子、补骨脂、淫羊藿、韭菜子、附子（制）、覆盆子、金樱子、芡实（炒）、五味子、枸杞子、桑椹、女贞子、车前子（炒）。

【功能与主治】温阳补肾。用于肾气亏虚、阳气不足所致的阳痿、早泄、遗精或弱精症。

【用法与用量】开水冲服。一次1袋，一日3次。

【注意事项】

1. 湿热下注、惊恐伤肾、肝气郁结、劳伤心脾所致阳痿不宜用。

2．心火亢盛、心肾不交、劳伤心脾、气不摄精、湿热下注所致遗精早泄不宜用。

3．治疗期间忌食辛辣和饮酒，以免助湿生热。

【规格】每袋装（1）20g，（2）8g（无蔗糖）。

【贮藏】密封。

【药理毒理】益肾灵颗粒具有改善精子状况、增强免疫功能的作用。

·**改善精子状况** 益肾灵颗粒联合复方玄驹胶囊治疗少弱精子症疗效较好[1]。

·**增强免疫功能** 益肾灵颗粒具有显著改善维持性血液透析（MHD）患者细胞免疫功能、对抗脂质过氧化、提高氧自由基清除率和临床疗效[2]。

【参考文献】

[1] 李福宏．益肾灵颗粒联合复方玄驹胶囊治疗少弱精子症的临床观察[J]．实用药物与临床，2012，15（2）：118-119．

[2] 刘建和，贺福元，周德生，等．益肾灵颗粒对维持性血液透析患者的免疫功能及脂质过氧化作用的影响及疗效观察[J]．中国中西医结合肾病杂志，2002，3（4）：212-214．

龟龄集

【处方】人参、鹿茸、海马、枸杞子、丁香、穿山甲（用代用品）、雀脑、牛膝、锁阳、熟地黄、补骨脂、菟丝子、杜仲、石燕、肉苁蓉、甘草、天冬、淫羊藿、大青盐、砂仁。

【功能与主治】强身补脑，固肾补气，增进食欲。用于肾亏阳弱，记忆减退，夜梦精溢，腰酸腿软，气虚咳嗽，五更溏泻，食欲不振。

【用法与用量】 口服。一次 0.6g，一日 1 次。早饭前 2 小时用淡盐水送服。

【注意事项】

1．阴虚火旺者忌用。

2．感冒者慎用，以免表邪不解。

3．本品含活血消癥之品，孕妇忌用。

4．服药期间忌食生冷、刺激性食物。

【规格】 每粒装 0.3g。

【贮藏】 密封。

【药理毒理】 龟龄集具有抗衰老、促进生精作用。

·抗衰老作用 龟龄集能明显提高老年小鼠 SOD 和 GSH-Px 的含量，减少 MDA 含量，龟龄集还能明显增加老年小鼠单胺类神经递质的含量，表明龟龄集有抗衰老作用[1]。

·促进生精 龟龄集能降低 LH 含量和提高 FSH 含量，显著提高精子数量和密度[2]。

【临床报道】 郭军观察龟龄集胶囊治疗少弱精子症所致男性不育症的疗效和安全性。将 160 例患者随机分为两组，治疗组用龟龄集胶囊口服治疗，对照组服用五子衍宗丸，结果：治疗组显效率 58.33%，有效率 25%，无效率 5.56%，总有效率 94.44%；女方妊娠率为 11.11%。对照组显效率 46.05%，有效率 22.37%，无效率 26.32%，总有效率 73.68%；女方妊娠率为 5.26%。治疗组临床疗效优于对照组（$P < 0.01$）[3]。

【参考文献】

[1] 刘亚明，牛欣，冯前进，等.龟龄集抗衰老作用研究 [J].

中药药理与临床，2003，19（2）：10-11.

[2] 谢建兴，王峻，陈铭，等．龟龄集胶囊对少精症模型大鼠的生精作用及对性激素的影响 [J]．广州中医药大学学报，2011，28（6）：621-623.

[3] 郭军，张春影．龟龄集胶囊治疗少弱精子症的疗效观察 [J]．中国男科学杂志，2009，23（7）：48-50.

五子衍宗丸（片）

【处方】枸杞子、菟丝子（炒）、覆盆子、五味子（蒸）、车前子（盐炒）。

【功能与主治】补肾益精。用于肾虚精亏所致的阳痿不育、遗精早泄、腰痛、尿后余沥。

【用法与用量】

丸剂：口服。水蜜丸一次 6g，小蜜丸一次 9g，大蜜丸一次 1丸，一日 2 次。

片剂：口服。一次 6 片，一日 3 次。

【注意事项】

1．感冒者慎用，以免表邪不解。

2．服药期间忌食生冷、辛辣等刺激性食物，并节制房事，以免影响药效。

【规格】

丸剂：大蜜丸，每丸重 9g。

片剂：糖衣片，片芯重 0.3g。

【贮藏】密封。

【药理毒理】本品具有改善阴茎勃起、保护生精功能的作用。

·**改善阴茎勃起** 五子衍宗丸具有补肾壮阳改善男性性功能低下的作用，并具有明显耐寒、抗疲劳，改善肾阳虚证候的作用[1]。

·**保护生精功能** 五子衍宗方可提高睾丸组织内抗氧化损伤能力，从而减轻隐睾对小鼠睾丸生殖功能的损害[2]。

【临床报道】将 98 例精子活动质量低下患者随机分为治疗组 50 例和对照组 48 例，治疗组采用五子衍宗汤加味，对照组采用六味地黄丸治疗，2 组临床总有效率分别为 76.00% 和 54.89%，组间比较差异有统计学意义（$P < 0.01$）。治疗组治疗后激素 FSH、LH、Tes 均有显著调节。五子衍宗汤加味能有效促进生殖系统附属性腺功能分泌，从而改善精子活动质量，促进下丘脑 - 垂体 - 性腺轴功能，有利于激素水平调节[3]。

【参考文献】

[1] 金龙，葛争艳，刘建勋，等. 五子衍宗丸对大鼠交配功能和肾阳虚模型小鼠的影响 [J]. 中国实验方剂学杂志，2012，18（16）：228-231.

[2] 曾晓，张长城，狄国杰，等. 五子衍宗方对实验性隐睾小鼠生精功能的保护作用 [J]. 中国实验方剂学杂志，2012，18（24）：201-204.

[3] 叶卓丁，陈栋，钟键，等. 五子衍宗汤加味治疗男性不育及对精子质量和激素水平的影响 [J]. 世界中医药，2013，8（6）：626-629.

强肾片

【处方】鹿茸、人参茎叶总皂苷、补骨脂、杜仲、枸杞子、桑椹、熟地黄、山茱萸、山药、茯苓、泽泻、牡丹皮、益母草、丹参。

【功能与主治】 补肾填精，益气壮阳。用于阴阳两虚所致的肾虚水肿、腰痛、遗精、阳痿、早泄、夜尿频数；慢性肾炎和久治不愈的肾盂肾炎见上述证候者。

【用法与用量】 口服。一次 4～6 片，一日 3 次，用淡盐水或温开水送下；小儿酌减，30 天为一疗程。

【注意事项】

1．湿热壅遏、膀胱气化不行之水肿不宜用。

2．风湿痹阻、外伤所致的腰痛忌用。

3．服药期间饮食宜清淡、低盐，忌食生冷食品，以免损伤阳气。

4．湿热下注、惊恐伤肾所致阳痿不宜用。

【规格】 每片重 0.3g（相当于原药材 1.08g）。

【贮藏】 密封。

【药理毒理】 本品具有抗炎、免疫调节作用。

·**抗炎作用** 强肾颗粒有显著改善尿蛋白和降低血清尿素氮和血清肌酐的作用，可显著改善实验性肾炎的肾功能[1]。

·**免疫调节作用** 强肾片联合缬沙坦比单用缬沙坦能更有效地降低慢性肾炎患者蛋白尿，并具有免疫调节作用[2]。

【参考文献】

[1] 兆瑞竹，祥秋. 强肾颗粒改善家兔实验性肾炎肾功能作用的研究 [J]. 黑龙江医药，2010，23（3）：360-362.

[2] 郑宝林，余俊文，张小娟，等. 强肾片联合缬沙坦治疗慢性肾小球肾炎的临床研究 [J]. 中药药理与临床，2010，26（3）：57-59.

金锁固精丸

【处方】沙苑子（炒）、芡实（蒸）、莲须、莲子、龙骨（煅）、牡蛎（煅）。

【功能与主治】固精涩精。用于肾虚不固，遗精滑泄，神疲乏力，四肢酸软，腰痛耳鸣。

【用法与用量】口服。淡盐水送服，一次1丸，一日2次。

【注意事项】

1. 湿热下注，扰动精室所致遗精、早泄不宜使用。

2. 服药期间，不宜进食辛辣、油腻食物及饮酒，忌房事。

【规格】每丸重9g。

【贮藏】密封。

【药理毒理】金缩固精丸具有降血糖、调节水液代谢的作用。

·**降血糖作用** 在血压、血糖控制相同的情况下，金缩固精丸联合福辛普林对糖尿病肾病蛋白尿减少和肾功能保护具有明显优势[1]。

·**调节水液代谢作用** 金缩固精丸可通过增加肾虚多尿大鼠血中醛固酮（ALD）含量，上调肾脏CYP11B2mRNA的表达，促进ALD的合成，发挥调节水液代谢的作用[2]。

【参考文献】

[1] 张秋林，罗宏斌，冉燕雪，等.金缩固精丸联合福辛普林治疗糖尿病肾病临床观察[J].新中医，2009，41（1）：23-25.

[2] 李淑雯，胡志方，吴清和，等.金缩固精丸对醛固酮合成酶的调节作用研究[J].实用医学杂志，2010，26（16）：2914-2916.

金水宝胶囊（片）

【处方】 发酵虫草菌粉（Cs-4）。

【功能与主治】 补肾保肺，秘精益气。用于肺肾两虚，精气不足，久咳虚喘，神疲乏力，不寐健忘，腰膝酸软，月经不调，阳痿早泄；慢性支气管炎、慢性肾功能不全、高脂血症、肝硬化见上述证候者。

【用法与用量】

胶囊：口服。一次3粒，一日3次；用于慢性肾功能不全者一次6粒，一日3次。

片剂：口服。一次2片，一日3次；用于慢性肾功能不全者一次4片，一日3次；或遵医嘱。

【注意事项】

1．外感实证咳喘忌用。

2．服药期间忌辛辣食物。

【规格】

胶囊：每粒装0.33g。

片剂：每片重0.75g。

【贮藏】 密封。

【药理毒理】 金水宝胶囊具有降血脂、降血压、提高NO含量作用。

·**降血脂作用** 本品对高脂血症小鼠有降低血清和肝脏中血浆总胆固醇、甘油三酯的作用[1]。

·**降血压作用** 本品具有明显的降压作用且持续时间长，降压期间心电图无异常变化，对下肢和脑血管阻力有明显降低的作用[1]。

· **提高 NO 含量**　本品高剂量组血清、肺组织中 NO 含量均高于金水宝胶囊低剂量组、阳性药对照组（$P < 0.05$，$P < 0.01$）[2]。

【参考文献】

[1] 李兴高，陈奇，黄梦雨，等. 金水宝胶囊药理研究进展 [J]. 江西中医学院学报，2000，12（3）：143-144.

[2] 魏东，支政，高侃，等. 金水宝胶囊对慢性支气管炎大鼠内皮素 -1 和一氧化氮含量的影响 [J]. 河北中医，2013，35（6）：916-918.

龟鹿二仙膏

【处方】鹿角、龟甲、党参、枸杞子。

【功能与主治】温肾益精，补气养血。用于肾虚精亏所致的腰膝酸软、遗精、阳痿。

【用法与用量】口服。一次 15 ~ 20g，一日 3 次。

【注意事项】

1. 阴虚火旺者慎用。

2. 感冒者慎用，以免表邪不解。

【规格】每瓶装 100ml。

【贮藏】密封。

【药理毒理】龟鹿二仙膏具有抗衰老、补血、抗辐射、增强免疫作用。

· **抗衰老作用**　本品可提高小鼠的耐氧能力[1]。

· **补血作用**　本品对小鼠失血性贫血、辐射性贫血具有明显升高红细胞、白细胞和血红蛋白的作用[1]。

· **抗辐射和增强免疫作用**　本品可预防实验性"肾阳虚"鼠的体重减轻，提高机体的免疫功能和耐缺氧能力[1]。

【参考文献】

[1] 郑本瑞，罗自文．龟鹿二仙膏的药理学研究 [J]．中成药，2000，22（12）．

麒麟丸

【处方】 制何首乌、墨旱莲、菟丝子、枸杞子、桑椹、白芍、淫羊藿、锁阳、覆盆子、党参、黄芪、山药、丹参、郁金、青皮。

【功能与主治】 补肾填精，益气养血。用于肾虚精亏，气血不足所致的腰膝酸软、倦怠乏力、面色不华、阳痿早泄；不育症、不孕症见上述证候者。

【用法与用量】 口服。一次 6g，一日 2～3 次；或遵医嘱。

【注意事项】

1．感冒者慎用，以免表邪不解。

2．服药期间忌食生冷辛辣之品，以免影响药效。

【规格】 每瓶装 60g。

【贮藏】 密封。

【药理毒理】 麒麟丸具有改善性功能的作用。

· **改善性功能作用** 扩大临床观察后发现，本品对男女两性由于肾脾两虚、肝肾不足引起的生殖功能及性功能减退有良好的治疗作用[1]。

【临床报道】 商学军等[2]采用多中心、开放性、阳性药物对照的方法进行临床研究，评价麒麟丸治疗效果。试验组口服麒麟丸，每次 6g，每天 3 次，对照组服用五子衍宗丸，每次 6g，每天 2 次。治疗 1 个疗程（12 周），以精子浓度、a 级精子百分率、（a+b）级精子百分率以及精子活动率为主要疗效指标。以配偶妊娠率为次要疗效指标，结果：有310例患者完成了临床研究，与治疗前相比，除对照组治疗后第4周的精子浓度和a级精子百分率这两个指标外，两组其他各精液参数在治疗4、8和12周后具有显著改善（P均＜0.01），与对照组相同的时段相比，试验组在精液各参数上均有显著改善（P均＜0.01）。

【参考文献】

[1] 麒麟丸临床验证协作组.麒麟丸治疗男女不育不孕症疗效总结[J].实用医学杂志，1996，（12）：5.

[2] 商学军，郭军，陈磊，等.麒麟丸治疗少弱精子症的多中心临床疗效观察[J].中华男科学杂志，2011，17（12）：1139-1142.

（二）肾阴不足证常用中成药品种

六味地黄胶囊（颗粒、口服液、片、软胶囊、丸）

【处方】熟地黄、山茱萸（制）、山药、泽泻、茯苓、牡丹皮。

【功能与主治】滋阴补肾。用于肾阴亏损，头晕耳鸣，腰膝酸软，骨蒸潮热，盗汗遗精，消渴。

【用法与用量】

胶囊：口服。一次8粒，一日2次。

颗粒剂：开水冲服。一次5g，一日2次。

口服液：口服。一次10ml，一日2次。

片剂：口服。一次8片，一日2次。

软胶囊：口服。一次3粒，一日2次。

丸剂：口服。水蜜丸一次6g，小蜜丸一次9g，大蜜丸一次1丸，一日2次；浓缩丸一次8丸，一日3次。

【注意事项】

1.本品为阴虚证而设,体实及阳虚者忌服。

2.感冒者慎用,以免表邪不解。

3.本品药性滋腻,有碍消化,凡脾虚、气滞、食少纳呆者慎服。

4.服药期间饮食宜选清淡易消化之品,忌食辛辣、油腻之品。

【规格】

胶囊:每粒装0.3g。

颗粒剂:每袋装5g。

口服液:每支装10ml。

片剂:每片重0.31g。

软胶囊:每粒装0.38g。

丸剂:水蜜丸,每袋装6g;小蜜丸,每袋装9g,每瓶装60g,每瓶装120g;大蜜丸,每丸重9g;浓缩丸,每8丸相当于原药材3g。

【贮藏】密封。

【药理毒理】本品具有抗氧化、抗炎、降血脂、抗肿瘤的作用。

·抗氧化作用 六味地黄胶囊可增强机体的抗氧化能力,加速自由基及其代谢产物的消除,减轻体内的脂质过氧化反应,促进蛋白质的合成,加强受损组织的修复[1]。

·抗炎作用 六味地黄胶囊可抗炎性细胞因子和炎症作用,并可减轻或延缓肾组织的病变,促进病变组织的修复,改善肾功能[1]。

·降血脂作用 本品能明显降低病鼠的血脂、血糖[1]。

·**抗肿瘤作用** 本品能抑制多种化学诱变剂的诱瘤作用，有助于荷瘤机体单核吞噬系统功能，促进骨髓干细胞和淋巴组织增生[2]。

【参考文献】

[1] 林洁茹，潘竞锵，肖柳英，等.六味地黄胶囊及六味地黄汤加味对阿霉素性大鼠肾病综合征作用的实验研究 [J].中医研究，2005，03（18）：3.

[2] 王禾，张建华.六味地黄丸（汤）的药理研究 [J].北京中医，1996，01：53.

知柏地黄丸

【处方】 熟地黄、山茱萸（制）、山药、知母、黄柏、茯苓、泽泻、牡丹皮。

【功能与主治】 滋阴降火。用于阴虚火旺，潮热盗汗，口干咽痛，耳鸣遗精，小便短赤。

【用法与用量】 口服。规格（1）大蜜丸，一次1丸，一日2次；规格（2）、（6）浓缩丸，一次8丸，一日3次；规格（3）、（5）水蜜丸，一次6g，一日2次；规格（4）小蜜丸，一次9g，一日2次。

【注意事项】

1．本品为阴虚火旺证而设，气虚发热及实热者忌服。

2．感冒者慎用，以免表邪不解。

3．本品药性滋腻而寒凉，凡脾虚便溏、气滞中满者不宜使用。

4．服药期间饮食宜选清淡易消化之品，忌食辛辣、油腻之品。

【规格】（1）每丸重9g，（2）每10丸重1.7g，（3）每袋装6g，（4）每袋装9g，（5）每瓶装60g，（6）每8丸相当于原生药3g。

【贮藏】密封。

【药理毒理】知柏地黄丸具有降血糖、增强免疫、抗氧化、抗疲劳、抗肿瘤作用[1]。

·**降血糖**　知柏地黄丸能降低正常及四氧嘧啶致高血糖小鼠的血糖，减少小鼠的饮水量。

·**增强免疫**　用知柏地黄丸水溶液灌胃给药，发现知柏地黄丸可提高肾上腺皮质激素致肾阴虚幼龄大鼠血清中白细胞介素、免疫球蛋白水平和脾脏指数。

·**抗氧化、抗疲劳**　服用知柏地黄丸大鼠骨骼肌中TAC增强，而MDA含量明显降低，说明能增强大鼠骨骼肌抗氧化能力，可延缓大鼠运动性疲劳发生。

·**抗肿瘤**　知柏地黄丸对S180荷瘤小鼠具有一定的抑瘤作用，且有一定的量效关系，随着剂量的增加，抑瘤作用增强。

【参考文献】

[1] 韩磊，宋艳丽．知柏地黄丸的药理作用和临床应用研究进展 [J]．中国药房，2012，23（15）：1430-1432．

大补阴丸

【处方】熟地黄、龟甲（醋炙）、知母（盐炒）、黄柏（盐炒）、猪脊髓。

【功能与主治】滋阴降火。用于阴虚火旺，潮热盗汗，咳嗽，咯血，耳鸣，遗精。

【用法与用量】 口服。水蜜丸一次 6g，一日 2～3 次；大蜜丸一次 1 丸，一日 2 次。

【注意事项】

1．本品为阴虚火旺证而设，气虚发热者及火热实证者忌服。

2．感冒者慎用，以免表邪不解。

3．本品滋腻而寒凉，凡脾胃虚弱、痰湿内阻、脘腹胀满、食少便溏者慎使用。

4．服药期间饮食宜选清淡易消化之品，忌食辛辣、油腻之品。

【规格】 水蜜丸，每瓶装 60g；大蜜丸，每丸重 9g。

【贮藏】 密封。

【药理毒理】 大补阴丸具有免疫调节、降血糖作用。

· **免疫调节作用** 大补阴丸试验血清对异常免疫功能状态下的 T、B 淋巴细胞增殖具有明显的免疫抑制作用[1]。

· **降血糖作用** 大补阴丸对正常及四氧嘧啶糖尿病小鼠有降血糖作用[2]。

【参考文献】

[1] 王燕，赵毅.大补阴丸对自身免疫病模型小鼠的免疫药理研究 [J].中药材，2007，30（5）：567-570.

[2] 刘雪莉，陈凯.大补阴丸的降血糖与免疫调节作用 [J].中国现代应用药学杂志，2000，17（3）：185-187.

河车大造丸

【处方】 熟地黄、龟甲（醋炙）、紫河车、天冬、麦冬、杜仲（盐炒）、牛膝（盐炒）、黄柏（盐炒）。

【功能与主治】滋阴清热，补肾益肺。用于肺肾两亏，虚劳咳嗽，骨蒸潮热，盗汗遗精，腰膝酸软。

【用法与用量】口服。水蜜丸一次 6g，小蜜丸一次 9g，大蜜丸一次 1 丸，一日 2 次。

【注意事项】

1．气虚发热汗出者慎用。

2．本品含牛膝，孕妇慎用。

3．服药期间忌食辛辣、油腻、生冷之品。

【规格】水蜜丸，每 100 粒重 10g；大蜜丸，每丸重 9g。

【贮藏】密封。

【药理毒理】本品具有保护造血功能、调节免疫作用[1]。

·**保护造血功能**　河车大造胶囊对原发性肺癌的缓解率明显优于十全大补胶囊。

·**调节免疫**　河车大造胶囊可减缓化疗药的毒副作用，保护造血功能、免疫功能等作用。

【参考文献】

[1] 许继平，王庆华，王丽庆，等．河车大造胶囊对肿瘤化疗药增效作用的研究 [J]．中国医药学报，1995，10（6）：17-20.

左归丸

【处方】熟地黄、龟板胶、鹿角胶、枸杞子、菟丝子、山茱萸、山药、牛膝。

【功能与主治】滋肾补阴。用于真阴不足，腰酸膝软，盗汗遗精，神疲口燥。

【用法与用量】口服。一次 9g，一日 2 次。

【注意事项】

1. 肾阳亏虚、命门火衰、阳虚腰痛者慎用。

2. 若属外感寒湿、湿热或跌扑外伤，气滞血瘀所致腰痛忌用。

3. 治疗期间不宜食用辛辣、油腻之品。

4. 本品含牛膝等药，孕妇慎用。

【规格】 每10粒重1g。

【贮藏】 密封。

麦味地黄口服液（丸）

【处方】 熟地黄、山茱萸（制）、山药、麦冬、牡丹皮、茯苓、泽泻、五味子。

【功能与主治】 滋肾养肺。用于肺肾阴亏，潮热盗汗，咽干咳血，眩晕耳鸣，腰膝酸软，消渴。

【用法与用量】

口服液：口服。一次10ml，一日2次。

丸剂：口服。水蜜丸一次6g，小蜜丸一次9g，大蜜丸，一次1丸，一日2次。

【注意事项】

1. 感冒患者慎用。

2. 服药期间忌食辛辣之品。

【规格】

口服液：每支装10ml。

丸剂：水蜜丸，每袋装6g；小蜜丸，每袋装9g；大蜜丸每丸重9g。

【贮藏】 密封。

【药理毒理】麦味地黄丸具有抗炎作用。

·抗炎作用　麦味地黄丸对肺癌放疗致放射性肺炎具有明显的防治作用[1]。

【参考文献】

[1] 孟立峰，王军仓，王磊，等.麦味地黄丸防治肺癌放疗致放射性肺炎40例临床观察 [J].西部中医药，2012，25（7）：4-6.

杞菊地黄丸（片、口服液、胶囊）

【处方】熟地黄、山茱萸（制）、山药、枸杞子、菊花、茯苓、泽泻、牡丹。

【功能与主治】滋肾养肝。用于肝肾阴亏，眩晕耳鸣，羞明畏光，迎风流泪，视物昏花。

【用法与用量】

丸剂：口服。水蜜丸一次6g，小蜜丸一次9g，大蜜丸一次1丸，一日2次。

片剂：口服。一次3～4片，一日3次。

口服液：口服。一次10ml，一日2次。

胶囊：口服。一次5～6粒，一日3次。

【注意事项】

1. 实火亢盛所致的头晕、耳鸣慎用。

2. 服药期间忌酸冷食物。

3. 平素脾虚便溏者慎用。

【规格】

丸剂：水蜜丸，每袋装6g；小蜜丸，每袋装9g或每瓶装120g；大蜜丸，每丸重9g。

片剂：片芯重 0.3g。

口服液：每支装 10ml。

胶囊：每粒装 0.3g。

【贮藏】密封。

【药理毒理】杞菊地黄丸具有降血压作用。

·**降血压作用** 杞菊地黄丸联合硝苯地平控释片治疗老年性高血压病，疗效确切[1]。

【参考文献】

[1] 朱春秋. 杞菊地黄丸联合硝苯地平控释片治疗老年性高血压的疗效分析 [J]. 中国医药科学，2012，2（3）：119，121.

七味都气丸

【处方】熟地黄、五味子（制）、山茱萸（制）、山药、茯苓、泽泻、牡丹皮。

【功能与主治】补肾纳气，涩精止遗。用于肾不纳气所致的喘促，胸闷，久咳，气短，咽干，遗精，盗汗，小便频数。

【用法与用量】口服。一次 9g，一日 2 次。

【注意事项】

1. 外感咳喘者忌服。

2. 服药期间宜选清淡易消化之品，忌食辛辣、油腻之品。

【规格】水蜜丸，每 40 丸重 3g。

【贮藏】密封。

【药理毒理】七味都气丸具有抗氧化作用。

·**抗氧化作用** 七味都气丸可改善 D-gal 致衰小鼠学习记忆能力，有效清除自由基，使机体各项生理机能得到明显改善，起到抗衰老作用[1]。

【参考文献】

[1] 张春蕾，张丹丹.七味都气丸对小鼠记忆能力及抗氧化能力的影响 [J].贵阳医学院学报，2011，36（4）：355-358.

（三）气血两虚证常用中成药品种

十全大补合剂（丸）

【处方】熟地黄、党参、白术（炒）、茯苓、炙黄芪、当归、白芍（酒炒）、肉桂、川芎、炙甘草。

【功能与主治】温补气血。用于气血两虚，面色苍白，气短心悸、头晕自汗，体倦乏力，四肢不温，月经量多。

【用法与用量】

合剂：口服。一次 10ml，一日 2 ～ 3 次。

丸剂：口服。浓缩丸一次 8 ～ 10 丸，一日 3 次；水蜜丸一次 6g，大蜜丸一次 1 丸，一日 2 ～ 3 次。

【注意事项】

1．本品为气血两虚证而设，体实有热者忌服。

2．感冒者慎用，以免表邪不解。

3．本品含有肉桂，孕妇慎用。

4．服药期间饮食宜选清淡易消化之品，忌食辛辣、油腻、生冷之品。

【规格】

合剂：每瓶装（1）10ml，（2）100ml。

丸剂：浓缩丸，每 8 丸相当于原生药 3g；水蜜丸，每袋装

6g；大蜜丸，每丸重 9g。

【贮藏】 密封。

【药理毒理】 十全大补丸具有补血作用。

·**补血作用** 十全大补丸升高 WBC 成分可能主要存在于中小至大极性提取部分[1]。

【参考文献】

[1] 陈勇，韩凤梅. 十全大补丸不同提取部分的补血作用研究[J]. 中国中药杂志，1999，24（1）.

八珍颗粒（丸）

【处方】 熟地黄、党参、当归、白芍（炒）、白术（炒）、茯苓、川芎、炙甘草。

【功能与主治】 补气益血。用于气血两虚，面色萎黄，食欲不振，四肢乏力，月经过多。

【用法与用量】

颗粒剂：开水冲服。一次 1 袋，一日 2 次。

丸剂：口服。水蜜丸一次 6g，大蜜丸一次 1 丸，一日 2 次。

【注意事项】

1. 本品为气血两虚而设，体实有热者忌服。

2. 感冒者慎用，以免表邪不解。

3. 服药期间饮食宜选清淡易消化之品，忌食辛辣、油腻、生冷之品。

【规格】

颗粒剂：每袋装（1）8g，（2）3.5g（无蔗糖）。

丸剂：大蜜丸，每丸重 9g。

【贮藏】密封。

【药理毒理】八珍颗粒具有免疫调节、补血作用[1]。

·**调节免疫**　八珍汤能明显减轻氢化可的松引起"肾阳虚"小鼠的胸腺萎缩。

·**补血**　八珍汤可使溶血性大鼠红细胞增加，血红蛋白增多。

【参考文献】

[1] 向绍杰，宋涛．八珍汤及其制剂药理作用实验研究概况 [J]．时珍国药研究，1998，9（2）：127．

补中益气丸（口服液、合剂）

【处方】炙黄芪、党参、白术（炒）、炙甘草、陈皮、当归、升麻、柴胡。

【功能与主治】补中益气，升阳举陷。用于脾胃虚弱、中气下陷所致的泄泻、脱肛、阴挺，症见体倦乏力、食少腹胀、便溏久泻、肛门下坠或脱肛、子宫脱垂。

【用法与用量】

丸剂：口服。小蜜丸一次 9g，大蜜丸一次 1 丸，水丸一次 6g，一日 2～3 次。

口服液：口服。一次 10ml，一日 2～3 次。

合剂：口服。一次 10～15ml，一日 3 次。

【注意事项】

1．阴虚内热者忌用。

2．不宜与感冒药同时服用。

3．忌食生冷、油腻、不易消化食物。

【规格】

丸剂：小蜜丸，每瓶装 120g；大蜜丸，每丸重 9g；水丸，每袋装 6g。

口服液：每支装 10ml。

合剂：（1）每支装 10ml，（2）每瓶装 100ml。

【贮藏】密封。

【药理毒理】补中益气丸具有抑制前列腺细胞增殖的作用[1]。

·抑制前列腺细胞增殖 补中益气丸能降低前列腺增生模型大鼠的表皮生长因子（EGF）水平，从而抑制前列腺细胞增殖和促进凋亡。

【参考文献】

[1] 王佟，曹余光，刘莹.桂枝茯苓丸联合补中益气丸对去势大鼠前列腺增生作用机制的研究[J].中国实验方剂学杂志，2010，16（17）：154-157.

人参养荣丸

【处方】人参、熟地黄、白术（土炒）、茯苓、炙黄芪、五味子（酒蒸）、当归、白芍（麸炒）、肉桂、远志（制）、陈皮、炙甘草。

【功能与主治】温补气血。用于心脾不足，气血两亏，形瘦神疲，食少便溏，病后虚弱。

【用法与用量】口服。水蜜丸一次 6g，大蜜丸一次 1 丸，一日 1～2 次。

【注意事项】

1．阴虚、热盛者忌用。

2．孕妇慎用。

3．服药期间饮食宜选清淡之品。

【规格】水蜜丸，每袋装 6g；大蜜丸，每丸重 9g。

【贮藏】密封。

【药理毒理】人参养荣丸具有抗疲劳、抗应激作用[1]。

·**抗疲劳**　人参养荣汤可延长小鼠不间断走动疲劳过度从转棒上跌落的时间。

·**抗应激**　人参养荣汤可以提高小鼠的抗疲劳、耐缺氧和耐高低温能力，具有抗应激作用。

【参考文献】

[1] 陈衍智，林飞，任艳，等．人参养荣汤的急性毒性试验及抗疲乏抗应激作用的研究 [J]．第十二届全国中西医结合肿瘤学术大会．

人参健脾丸

【处方】人参、白术（麸炒）、茯苓、山药、黄芪、木香、陈皮、砂仁、炙当归、酸枣仁（炒）、远志（制）。

【功能与主治】健脾益气，和胃止泻。用于脾胃虚弱所致的饮食不化、脘闷嘈杂、恶心呕吐、腹痛便溏、不思饮食、体弱倦怠。

【用法与用量】口服。水蜜丸一次 8g，大蜜丸一次 2 丸，一日 2 次。

【注意事项】

1．湿热积滞泄泻、痞满纳呆、口疮者不宜单独服用。

2．忌食荤腥、油腻、黏滑、不易消化食物。

3．忌恼怒、忧郁、劳累过度，保持心情舒畅。

【规格】 水蜜丸，每100粒重10g；大蜜丸，每丸重6g。

【贮藏】 密封。

【药理毒理】 人参健脾丸具有促进胃肠消化、增强免疫的作用[1]。

【参考文献】

[1] 秦彩玲，刘婷，刘君英，等．人参健脾丸的药理及毒性研究1例 [J]．中国中西医结合杂志，1995，（S1）.

人参归脾丸

【处方】 人参、炙黄芪、当归、龙眼肉、白术（麸炒）、茯苓、远志（去心甘草炙）、酸枣仁（炒）、木香、炙甘草。

【功能与主治】 益气补血，健脾养心。用于心脾两虚、气血不足所致的心悸、怔忡、失眠健忘、食少体倦、面色萎黄，以及脾不统血所致的便血、崩漏、带下。

【用法与用量】 口服。一次1丸，一日2次。

【注意事项】

1．本品温补气血，若热邪内伏，阴虚脉数以及痰湿壅盛者禁用。

2．服药期间应进食营养丰富而易消化吸收的食物，饮食有节。忌食生冷食物，忌烟酒、浓茶。

3．保持精神舒畅，劳逸适度。忌过度思虑，避免恼怒、抑郁、惊恐等不良情绪。

【规格】 每丸重9g。

【贮藏】密封。

【药理毒理】人参归脾丸具有抗疲劳、调节免疫的作用[1]。

·**抗疲劳** 人参归脾丸可以调节心血管、神经、内分泌系统。

·**调节免疫** 人参归脾丸可以调节人体免疫系统功能，增强体质，消除疲劳。

【参考文献】

[1] 张丽梅，高学功 . 人参归脾丸治疗慢性疲劳综合征 26 例 [J]. 时珍国医国药，2002，13（7）：423.

归脾丸（合剂）

【处方】炙黄芪、龙眼肉、党参、白术（炒）、当归、茯苓、酸枣仁（炒）、远志（制）、木香、炙甘草。

【功能与主治】益气健脾，养血安神。用于心脾两虚，气短心悸，失眠多梦，头晕头昏，肢倦乏力，食欲不振，崩漏便血。

【用法与用量】

丸剂：用温开水或生姜汤送服。浓缩丸一次 8 ～ 10 丸，水蜜丸一次 6g，小蜜丸一次 9g，大蜜丸一次 1 丸，一日 3 次。

合剂：口服。一次 10 ～ 20ml，一日 3 次，用时摇匀。

【注意事项】

1．本品为心脾两虚之证而设，阴虚火旺者忌用。

2．服药期间，宜食清淡易消化食品，忌食辛辣、生冷、油腻之品，以免加重病情。

【规格】

丸剂：浓缩丸，每 8 丸相当于原药材 3g；水蜜丸，每瓶装 30g；小蜜丸，每瓶装 54g；大蜜丸，每丸重 9g。

合剂：每支装 10ml。

【贮藏】密封。

【药理毒理】

·**改善学习记忆能力**　归脾丸能改善正常小鼠学习记忆能力，对抗记忆障碍模型小鼠学习记忆能力下降[1]。

【参考文献】

[1] 侯志峰，徐国存.归脾丸对小鼠学习记忆作用的影响[J].北京中医，2006，25（12）：754-755.

（四）瘀血阻滞证常用中成药品种

血府逐瘀口服液（胶囊）

【处方】桃仁（炒）、红花、地黄、川芎、赤芍、当归、牛膝、柴胡、桔梗、枳壳（麸炒）、甘草。

【功能与主治】活血祛瘀，行气止痛。用于气滞血瘀所致的胸痹，头痛日久、痛如针刺而有定处，内热烦闷，心悸失眠，急躁易怒。

【用法与用量】

口服液：口服。一次 10ml，一日 3 次；或遵医嘱。

胶囊：口服。一次 6 粒，一日 2 次。

【注意事项】

1. 气虚血瘀者慎用。

2. 本品含活血行气药物，孕妇忌用。

3. 忌食生冷、油腻之品。

4. 体弱无瘀者不宜使用。

5．在治疗期间，若心痛持续发作，宜加用硝酸酯类药。如出现剧烈心绞痛，心肌梗死，应及时急诊救治。

【规格】

口服液：每支装 10ml。

胶囊：每粒装 0.4g。

【贮藏】 密封。

【药理毒理】

·**改善微循环作用** 给药组肝组织血流量明显高于模型组，说明血府逐瘀胶囊能改善微循环[1]。

【参考文献】

[1] 王岩，李萌，王玉芬，等．血府逐瘀胶囊药理实验 [J]．北京中医，1998，2．

桂枝茯苓胶囊（丸）

【处方】 桂枝、桃仁、牡丹皮、白芍、茯苓。

【功能与主治】 活血，化瘀，消癥。用于妇人瘀血阻络所致癥块、经闭、痛经、产后恶露不尽；子宫肌瘤、慢性盆腔炎包块、痛经、子宫内膜异位症、卵巢囊肿见上述证候者。

【用法与用量】

胶囊：口服。一次 3 粒，一日 3 次，饭后服，经期停服，疗程 3 个月；或遵医嘱。

丸剂：口服。一次 1 丸，一日 1 ~ 2 次。

【注意事项】

1．本品活血，化瘀，消癥，体弱、阴道出血量多者忌用。

2．素有癥瘕，妊娠后漏下不止，胎动不安者，需经医师诊断认可后服用，以免误用伤胎。

3．调和情志，保持心情舒畅。

4．经期及经后 3 天停服。

5．忌食生冷、肥腻、辛辣之品。

【规格】

胶囊：每粒装 0.31g。

丸剂：每丸重 6g。

【贮藏】密封。

【药理毒理】桂枝茯苓胶囊具有抗肿瘤、助孕作用[1]。

·**抗肿瘤作用** 每天口服桂枝茯苓胶囊联合米非司酮治疗子宫肌瘤有效率为 93.65%。

·**助孕作用** 对继发性输卵管阻塞性不孕本品可促进炎症软化和吸收而使输卵管通畅。

【参考文献】

[1] 王如意，朱洪辉．桂枝茯苓胶囊的临床应用研究新进展 [J]．西北药学杂志，2010，25（1）：80-81．

茴香橘核丸

【处方】小茴香（盐炒）、八角茴香、橘核（盐炒）、川楝子、荔枝核、香附（醋制）、青皮（醋炒）、木香、桃仁、延胡索（醋制）、乳香（制）、穿山甲（制）、莪术（醋制）、肉桂、补骨脂（盐炒）、槟榔、昆布。

【功能与主治】散寒行气，消肿止痛。用于寒凝气滞所致的寒疝，症见睾丸坠胀疼痛。

【用法与用量】口服。一次 1 丸，一日 1～2 次。

【注意事项】

1．湿热下注睾丸红肿胀痛者不宜使用。

2．服药期间忌食生冷食物。

3．若伴睾丸肿物或阴囊溃破者需配合外科治疗。

【规格】 每 100 丸重 6g。

【贮藏】 密封。

【药理毒理】 茴香橘核丸具有治疗功能性腹痛作用[1]。

·治疗功能性腹痛 本品加减治疗功能性腹痛 27 例，治愈 11 例，有效 16 例，总有效率 100%。

【参考文献】

[1] 张海红．茴香橘核丸加减治疗功能性腹痛 27 例 [J]．河北中医，2006，29（4）：312.

少腹逐瘀丸（颗粒）

【处方】 当归、蒲黄、五灵脂（醋炒）、赤芍、延胡索（醋制）、没药（炒）、川芎、肉桂、炮姜、小茴香（盐炒）。

【功能与主治】 温经活血，散寒止痛。用于寒凝血瘀所致月经后期痛经、产后腹痛，症见经行后错、行经小腹冷痛、经血紫黯有血块，产后小腹疼痛喜暖、拒按。

【用法与用量】

丸剂：温黄酒或温开水送服。一次 1 丸，一日 2 ～ 3 次。

颗粒剂：温黄酒或温开水送服。一次 5g，一日 3 次；或遵医嘱。

【注意事项】

1．本品温经散寒、活血化瘀，湿热为患、阴虚有热者忌用。

2．治疗产后腹痛应排除胚胎或胎盘组织残留。服药后腹痛不减轻时应请医师诊治。

3．本品含有活血药物，孕妇慎用。

4．服药期间忌食寒凉之品。

5．患外感时不宜服用。

【规格】

丸剂：大蜜丸，每丸重 9g。

颗粒剂：每袋装 5g。

【贮藏】密封。

【药理毒理】少腹逐瘀汤具有解痉、镇痛、抗炎作用[1]。

·解痉、镇痛作用　通过大鼠离体子宫平滑肌实验、在体小鼠"痛经"实验和大鼠子宫炎症实验，证实少腹逐瘀汤有解痉、镇痛作用。

·抗炎作用　通过在体小鼠"痛经"实验和大鼠子宫炎症实验，证实少腹逐瘀汤有抗炎作用。

【参考文献】

[1] 乐江，程军，汪晖，等．少腹逐瘀汤分煎与合煎药理作用对比研究 [J].中成药，2002，24（11）：888-890.

（五）肝郁气滞证常用中成药品种

柴胡舒肝丸

【处方】茯苓、麸炒枳壳、豆蔻、酒白芍、甘草、醋香附、陈皮、桔梗、姜厚朴、炒山楂、防风、六神曲（炒）、柴胡、黄芩、薄荷、紫苏梗、木香、炒槟榔、醋三棱、酒大黄、青皮（炒）、当归、姜半夏、乌药、醋莪术。

【功能与主治】舒肝理气，消胀止痛。用于肝气不舒，胸胁痞闷，食滞不清，呕吐酸水。

【用法与用量】口服。一次1丸，一日2次。

【注意事项】

1．肝胆湿热、脾胃虚弱证者慎用。

2．切忌郁闷、恼怒，应保持心情舒畅。

【规格】每丸重10g。

【贮藏】密封。

逍遥丸（颗粒）

【处方】柴胡、当归、白芍、炒白术、茯苓、炙甘草、薄荷、生姜。

【功能与主治】疏肝健脾，养血调经。用于肝郁脾虚所致的郁闷不舒、胸胁胀痛、头晕目眩、食欲减退、月经不调。

【用法与用量】

丸剂：口服。规格（1）大蜜丸，一次1丸，一日2次；规格（2）、（3）水丸，一次6～9g，一日1～2次；规格（4）浓缩丸，一次8丸，一日3次。

颗粒剂：开水冲服。一次1袋，一日2次。

【注意事项】

1．凡肝肾阴虚所致的胁肋胀痛，咽干口燥，舌红少津者慎用。

2．忌辛辣、生冷食物，饮食宜清淡。

【规格】

丸剂：（1）每丸重9g，（2）每袋装6g，（3）每袋装9g，（4）

每8丸相当于原生药3g。

颗粒剂：每袋装（1）4g，（2）5g，（3）6g，（4）15g。

【贮藏】密封。

丹栀逍遥丸

【处方】牡丹皮、栀子（炒焦）、柴胡（酒制）、白芍（酒炒）、当归、茯苓、白术（土炒）、薄荷、甘草（蜜炙）。

【功能与主治】舒肝解郁，清热调经。用于肝郁化火，胸胁胀痛，烦闷急躁，颊赤口干，食欲不振或有潮热，以及妇女月经先期，经行不畅，乳房与少腹胀痛。

【用法与用量】口服。一次6～9g，一日2次。

【注意事项】

1. 脾胃虚寒，脘腹冷痛，大便溏薄者不宜用。

2. 饮食宜清淡，忌食生冷、辛辣及油腻食物。

3. 服药期间保持心情舒畅。

【规格】水丸，每袋装6g。

【贮藏】密封。

加味逍遥口服液（合剂）

【处方】柴胡、白芍、当归、白术（麸炒）、茯苓、牡丹皮、栀子（姜炙）、薄荷、甘草、生姜。

【功能与主治】舒肝清热，健脾养血。用于肝郁血虚，肝脾不和所致的两胁胀痛，头晕目眩，倦怠食少，月经不调，脐腹胀痛；更年期综合征见上述证候者。

【用法与用量】口服。一次10ml，一日2次。

【注意事项】切忌气恼劳碌，忌食生冷、油腻之品。

【规格】（1）每支装 10ml，（2）每瓶装 100ml，（3）每瓶装 150ml。注：规格（2）、（3）为合剂。

【贮藏】密封，置阴凉干燥处。

加味逍遥丸

【处方】柴胡、当归、白芍、白术（麸炒）、茯苓、甘草、牡丹皮、栀子（姜炙）、薄荷。

【功能与主治】舒肝清热，健脾养血。用于肝郁血虚，肝脾不和，两胁胀痛，头晕目眩，倦怠食少，月经不调，脐腹胀痛。

【用法与用量】口服。一次 6g，一日 2 次。

【注意事项】切忌气恼劳碌，忌食生冷油腻。

【规格】水丸，每 100 丸重 6g。

【贮藏】密封，防潮。

（六）湿热下注证常用中成药品种

龙胆泻肝丸（颗粒、胶囊、口服液）

【处方】龙胆、黄芩、栀子（炒）、车前子（盐炒）、泽泻、木通、当归（酒炒）、地黄、柴胡、炙甘草。

【功能与主治】清肝胆，利湿热。用于肝胆湿热，头晕目赤，耳鸣耳聋，耳肿疼痛，胁痛口苦，尿赤涩痛，湿热带下。

【用法与用量】

丸剂：口服。水丸一次 3～6g，大蜜丸一次 1～2 丸，一日 2 次。

颗粒剂：温开水送服。一次 4 ~ 8g，一日 2 次。

胶囊：口服。一次 4 粒，一日 3 次。

口服液：口服。一次 10ml，一日 3 次。

【注意事项】

1．本品清肝胆实火，脾胃虚寒者忌用。

2．方中含有活血、淡渗利湿之品，有碍胎气，孕妇慎用。

3．服药期间饮食宜用清淡易消化之品，忌食辛辣油腻之品，以免助热生湿。

4．本药苦寒，易伤正气，体弱年迈者慎服，即使体质壮实者，也当中病即止，不可过服、久服。

5．原发性高血压产生剧烈头痛，服药后头痛不见减轻，伴有呕吐、神志不清，或口眼㖞斜、瞳仁不等等高血压危象者，应立即停药并采取相应急救措施。

6．用本品治疗急性结膜炎时，可配合使用外滴眼药；治疗化脓性中耳炎时，服药期间最好配合清洗耳道；治疗阴道炎时，亦可使用清洗剂冲洗阴道，以增强疗效。

【规格】

丸剂：水丸，每 100 粒重 6g；大蜜丸，每丸重 6g。

颗粒剂：每袋装 4g。

胶囊：每粒装 0.25g。

口服液：每支装 10ml。

【贮藏】密封。

【药理毒理】

·**降低肝损伤** 龙胆泻肝丸能显著增加 α-萘异硫氰酸酯（ANIT）致胆汁淤积大鼠的胆汁分泌量，并降低肝损伤及胆管损伤程度[1]。

【参考文献】

[1] 董伟，梁爱华，薛宝云，等．龙胆泻肝丸（含白木通）对胆汁淤积大鼠利胆保肝作用的实验研究 [J]．中国实验方剂学杂志，2007，13（10）：37-40.

二妙丸

【处方】 苍术（炒）、黄柏（炒）。

【功能与主治】 清热燥湿。用于湿热下注，足膝红肿热痛，下肢丹毒，白带，阴囊湿痒。

【用法与用量】 口服。一次6～9g，一日2次。

【注意事项】

1．本品清热燥湿，故寒湿痹阻、脾胃虚寒者忌用。

2．服药期间，宜食用清淡易消化之品，忌食辛辣油腻之品，以免助湿生热。

【规格】 每100粒重6g。

【贮藏】 密封。

【药理毒理】 二妙丸具有免疫调节、抗炎作用[1]。

·免疫调节作用 在药理作用方面，二妙丸具有明显的免疫抑制作用。

·抗炎作用 二妙丸可促进气血循环，加速病理产物的代谢吸收，缓解炎症症状，促进皮损的愈合。

【参考文献】

[1] 史学军，张立群．二妙丸与四妙丸的组方及临床合理应用 [J]．药物不良反应杂志，2005，7（6）：427-429.

四妙丸

【处方】 黄柏（盐炒）、苍术、薏苡仁、牛膝。

【功能与主治】 清热利湿。用于湿热下注所致的痹病，症见足膝红肿、筋骨疼痛。

【用法与用量】 口服。一次6g，一日2次。

【注意事项】

1．风寒湿痹，虚寒痿证慎用。

2．方中含牛膝，活血通经、引药下行，有碍胎气，孕妇慎用。

3．服药期间饮食宜用清淡易消化之品，忌食鱼腥、辛辣、油腻之品。

【规格】 每15粒重1g。

【贮藏】 密封。

【药理毒理】

·免疫调节作用　四妙丸中因含有牛膝、薏苡仁能增强免疫功能，故有明显的免疫调节作用，不宜用于以变态反应为主要病因的疾病[1]。

【参考文献】

[1] 史学军，张立群. 二妙丸与四妙丸的组方及临床合理应用[J]. 药物不良反应杂志，2005，7（6）：427-429.

八正合剂（胶囊）

【处方】 川木通、车前子（炒）、萹蓄、瞿麦、滑石、大黄、栀子、灯芯草、甘草。

【功能与主治】 清热，利尿，通淋。用于湿热下注，小便短赤，淋漓涩痛，口燥咽干。

【用法与用量】

合剂：口服。一次 15 ~ 20ml，一日 3 次，用时摇匀。

胶囊：口服。一次 4 粒，一日 3 次。

【注意事项】

1．通常结石直径 ≤ 0.5cm 排石成功率较高，双肾结石或结石直径 ≥ 1.5cm 或结石嵌顿时间长的病例忌用。

2．淋证属于肝郁气滞或脾肾两虚，膀胱气化不行者不宜使用。

3．本品含苦寒通利药，孕妇忌用。

4．服药期间饮食宜清淡，忌油腻之品及烟酒等刺激物品，以免助湿生热。

5．本品苦寒，易伤正气，久病体虚者、儿童及老年人慎用，即使体质壮实者，也当中病即止，不可过量、久服。

6．注意多饮水，避免过度劳累。

【规格】

合剂：每瓶装（1）100ml，（2）120ml，（3）200ml。

胶囊：每粒装 0.39g。

【贮藏】密封。

【药理毒理】八正合剂具有抗感染、镇痛作用。

·**抗感染作用**　八正合剂治疗泌尿系统感染性疾病的作用机制主要与其增强巨噬细胞吞噬功能、清除尿路细菌有关[1]。

·**镇痛作用**　八正合剂能够显著提高尿道因梗阻而致尿液压力升高引起牵张痛的耐受性，并能显著减小尿道炎性组织疼痛阈的降低程度[2]。

【参考文献】

[1] 杨丽娟，刘如意，任会勋，等.八正合剂药理作用的实验研究 [J].河南中医学院学报，2005，20（6）：16-18.

[2] 孙红，刘如意，吴捷，等.八正合剂对泌尿系统感染性疾病的镇痛作用的实验研究 [J].陕西中医，2005，27（10）：1304-1305.

萆薢分清丸

【处方】 粉萆薢、益智仁（炒）、乌药、石菖蒲、甘草。

【功能与主治】 分清化浊，温肾利湿。用于肾不化气，清浊不分所致的小便频数，时下白浊，凝如膏脂，头昏无力，腰膝酸软，舌淡苔腻，脉细弱无力之白浊或膏淋。

【用法与用量】 口服。一次 6～9g，一日 2 次。

【注意事项】

1．膀胱湿热壅盛所致小便白浊及尿频淋漓涩痛者不宜使用。

2．服药期间忌食生冷、油腻、辛辣刺激食物。

【规格】 水丸，每 20 丸重 1g，每袋装 6g。

【贮藏】 密封。

【药理毒理】

·抗炎作用　萆薢分清丸联合左氧氟沙星治疗 Ⅲ 型前列腺炎效果显著优于左氧氟沙星单一治疗[1]。

【参考文献】

[1] 周华设，蔡振.萆薢分清丸联合左氧氟沙星治疗 Ⅲ 型前列腺炎的临床观察 [J].第九次全国中西医结合虚证与老年病学术会议论文集，2008.

导赤丸

【处方】黄连、栀子（姜炒）、黄芩、连翘、木通、大黄、玄参、赤芍、滑石、天花粉。

【功能与主治】清热泻火，利尿通便。用于火热内盛所致的口舌生疮、咽喉疼痛、心胸烦热、小便短赤、大便秘结。

【用法与用量】口服。一次1丸，一日2次；周岁以内小儿酌减。

【注意事项】

1. 本品苦寒，脾虚便溏者忌用。

2. 方中含有泻下之品，有碍胎气，孕妇慎用。

3. 服药期间饮食宜选清淡易消化之品，忌食辛辣油腻之品，以免助热生湿。

4. 本品苦寒，易伤正气，体弱年迈者慎服。

5. 用本品治疗口腔炎、口腔溃疡时，可配合使用外用药。

【规格】大蜜丸，每丸重3g。

【贮藏】密封。

附二

治疗男性不育症常用中成药简表

适宜证型	药物名称	功能	主治病症	用法用量	备注
肾阳虚衰证	桂附地黄丸（胶囊）	温补肾阳。	用于肾阳不足，腰膝冷痛，肢体浮肿，小便不利或反多，痰饮喘咳，消渴。	丸剂：口服。水蜜丸一次 6g，小蜜丸一次 9g，大蜜丸一次 1 丸，一日 2 次；浓缩一次 8 丸，一日 3 次。胶囊：口服。一次 7 粒，一日 2 次。	丸剂：医保，药典 胶囊：医保，药典
	缩泉丸（胶囊）	补肾缩尿。	用于肾虚所致的小便频数、夜间遗尿。	丸剂：口服。一次 3～6g，一日 3 次。胶囊：口服。成人一次 6 粒，5 岁以上儿童一次 3 粒，一日 3 次。	丸剂：基药，医保，药典 胶囊：基药，医保
	济生肾气丸（片）	温肾化气，利水消肿。	用于肾阳不足、水湿内停所致的肾虚水肿、腰膝酸重、小便不利、痰饮咳喘。	丸剂：口服。水蜜丸一次 6g，小蜜丸一次 9g，大蜜丸一次 1 丸，一日 2～3 次。片剂：口服。一次 6 片，一日 3 次。	丸剂：基药，医保，药典 片剂：医保
	右归丸（胶囊）	温补肾阳，填精止遗。	用于肾阳不足，命门火衰，腰膝酸冷，精神不振，怯寒畏冷，阳痿遗精，大便溏薄，尿频而清。	丸剂：口服。小蜜丸一次 9g，大蜜丸一次 1 丸，一日 3 次。胶囊：口服。一次 4 粒，一日 3 次。	丸剂：药典，医保 胶囊：医保
	益肾灵颗粒	温阳补肾。	用于肾气亏虚、阳气不足所致的阳痿、早泄、遗精或弱精症。	开水冲服。一次 1 袋，一日 3 次。	药典
	龟龄集	强身补脑，固肾补气，增进食欲。	用于肾亏阳弱，记忆减退，夜梦精溢，腰酸腿软，气虚咳嗽，五更溏泻，食欲不振。	口服。一次 0.6g，一日 1 次。早饭前 2 小时用淡盐水送服。	药典

适宜证型	药物名称	功能	主治病症	用法用量	备注
肾阳虚衰证	五子衍宗丸（片）	补肾益精。	用于肾虚精亏所致的阳痿不育、遗精早泄、腰痛、尿后余沥。	丸剂：口服。水蜜丸一次6g，小蜜丸一次9g，大蜜丸一次1丸，一日2次。片剂：口服。一次6片，一日3次。	丸剂：药典 片剂：药典
	强肾片	补肾填精，益气壮阳。	用于阴阳两虚所致的肾虚水肿、腰痛、遗精、阳痿、早泄、夜尿频数；慢性肾炎和久治不愈的肾盂肾炎见上述证候者。	口服。一次4～6片，一日3次，用淡盐水或温开水送下；小儿酌减，30天为一疗程。	药典
	金锁固精丸	固精涩精。	用于肾虚不固，遗精滑泄，神疲乏力，四肢酸软，腰痛耳鸣。	口服。淡盐水送服，一次1丸，一日2次。	
	金水宝胶囊（片）	补肾保肺，秘精益气。	用于肺肾两虚，精气不足，久咳虚喘，神疲乏力，不寐健忘，腰膝酸软，月经不调，阳痿早泄；慢性支气管炎、慢性肾功能不全、高脂血症、肝硬化见上述证候者。	胶囊：口服。一次3粒，一日3次；用于慢性肾功能不全者一次6粒，一日3次。片剂：口服。一次2片，一日3次；用于慢性肾功能不全者一次4片，一日3次，或遵医嘱。	胶囊：药典 片剂：药典
	龟鹿二仙膏	温肾益精，补气养血。	用于肾虚精亏所致的腰膝酸软、遗精、阳痿。	口服。一次15～20g，一日3次。	药典
	麒麟丸	补肾填精，益气养血。	用于肾虚精亏，气血不足所致的腰膝酸软、倦怠乏力、面色不华、阳痿早泄；不育症、不孕症见上述证候者。	口服。一次6g，一日2～3次；或遵医嘱。	

续表

适宜证型	药物名称	功能	主治病症	用法用量	备注
肾阴不足证	六味地黄胶囊（颗粒、口服液、片、软胶囊、丸）	滋阴补肾。	用于肾阴亏损，头晕耳鸣，腰膝酸软，骨蒸潮热，盗汗遗精，消渴。	胶囊：口服。一次8粒，一日2次。颗粒剂：开水冲服。一次5g，一日2次。口服液：口服。一次10ml，一日2次。片剂：口服。一次8片，一日2次。软胶囊：口服。一次3粒，一日2次。丸剂：口服。水蜜丸一次6g，小蜜丸一次9g，大蜜丸一次1丸，一日2次。浓缩丸一次8丸，一日3次。	丸剂：基药，医保，药典颗粒剂：基药，医保，药典胶囊：基药，医保，药典软胶囊：医保，药典片剂：医保口服液：医保
	知柏地黄丸	滋阴降火。	用于阴虚火旺，潮热盗汗，口干咽痛，耳鸣遗精，小便短赤。	口服。规格（1）大蜜丸，一次1丸，一日2次；规格（2）、（6）浓缩丸，一次8丸，一日3次；规格（3）、（5）水蜜丸，一次6g，一日2次；规格（4）小蜜丸，一次9g，一日2次。	基药，医保，药典
	大补阴丸	滋阴降火。	用于阴虚火旺，潮热盗汗，咳嗽，咯血，耳鸣，遗精。	口服。水蜜丸一次6g，一日2～3次；大蜜丸一次1丸，一日2次。	医保，药典
	河车大造丸	滋阴清热，补肾益肺。	用于肺肾两亏，虚劳咳嗽，骨蒸潮热，盗汗遗精，腰膝酸软。	口服。水蜜丸一次6g，小蜜丸一次9g，大蜜丸一次1丸，一日2次。	医保，药典
	左归丸	滋肾补阴。	用于真阴不足，腰酸膝软，盗汗遗精，神疲口燥。	口服。一次9g，一日2次。	医保
	麦味地黄口服液（丸）	滋肾养肺。	用于肺肾阴亏，潮热盗汗，咽干咳血，眩晕耳鸣，腰膝酸软，消渴。	口服液：口服。一次10ml，一日2次。丸剂：口服。水蜜丸一次6g，小蜜丸一次9g，大蜜丸一次1丸，一日2次。	医保，药典

续表

适宜证型	药物名称	功能	主治病症	用法用量	备注
肾阴不足证	杞菊地黄丸（片、口服液、胶囊）	滋肾养肝。	用于肝肾阴亏，眩晕耳鸣，羞明畏光，迎风流泪，视物昏花。	丸剂：口服。水蜜丸一次6g，小蜜丸一次9g，大蜜丸一次1丸，一日2次。 片剂：口服。一次3～4片，一日3次。 口服液：口服。一次10ml，一日2次。 胶囊：口服。一次5～6粒，一日3次。	丸剂：基药，医保，药典 片剂：医保，药典 胶囊：基药，医保，药典
	七味都气丸	补肾纳气，涩精止遗。	用于肾不纳气所致的喘促，胸闷，久咳，气短，咽干，遗精，盗汗，小便频数。	口服。一次9g，一日2次。	药典
气血两虚证	十全大补合剂（丸）	温补气血。	用于气血两虚，面色苍白，气短心悸，头晕自汗，体倦乏力，四肢不温，月经量多。	合剂：口服。一次10ml，一日2～3次。 丸剂：口服。浓缩丸一次8～10丸，一日3次；水蜜丸一次6g，大蜜丸一次1丸，一日2～3次。	药典
	八珍颗粒（丸）	补气益血。	用于气血两虚，面色萎黄，食欲不振，四肢乏力，月经过多。	颗粒剂：开水冲服。一次1袋，一日2次。 丸剂：口服。水蜜丸一次6g，大蜜丸一次1丸，一日2次。	丸剂：基药，医保，药典 颗粒剂：基药，医保，药典
	补中益气丸（口服液、合剂）	补中益气，升阳举陷。	用于脾胃虚弱、中气下陷所致的泄泻、脱肛、阴挺，症见体倦乏力、食少腹胀、便溏久泻、肛门下坠或脱肛、子宫脱垂。	丸剂：口服。小蜜丸一次9g，大蜜丸一次1丸，水丸一次6g，一日2～3次。 口服液：口服。一次10ml，一日2～3次。 合剂：口服。一次10～15ml，一日3次。	丸剂：基药，医保，药典
	人参养荣丸	温补气血。	用于心脾不足，气血两亏，形瘦神疲，食少便溏，病后虚弱。	口服。水蜜丸一次6g，大蜜丸一次1丸，一日1～2次。	医保，药典

续表

适宜证型	药物名称	功能	主治病症	用法用量	备注
气血两虚证	人参健脾丸	健脾益气，和胃止泻。	用于脾胃虚弱所致的饮食不化、脘闷嘈杂、恶心呕吐、腹痛便溏、不思饮食、体弱倦怠。	口服。水蜜丸一次8g，大蜜丸一次2丸，一日2次。	医保，药典
	人参归脾丸	益气补血，健脾养心。	用于心脾两虚、气血不足所致的心悸、怔忡、失眠健忘、食少体倦、面色萎黄，以及脾不统血所致的便血、崩漏、带下。	口服。一次1丸，一日2次。	医保
	归脾丸（合剂）	益气健脾，养血安神。	用于心脾两虚，气短心悸，失眠多梦，头晕头昏，肢倦乏力，食欲不振，崩漏便血。	丸剂：用温开水或生姜汤送服。浓缩丸一次8～10丸，水蜜丸一次6g，小蜜丸一次9g，大蜜丸一次1丸，一日3次。合剂：口服。一次10～20ml，一日3次，用时摇匀。	丸剂：基药，药典，医保 合剂：基药，医保
瘀血阻滞证	血府逐瘀口服液（胶囊）	活血祛瘀，行气止痛。	用于气滞血瘀所致的胸痹，头痛日久，痛如针刺而有定处，内热烦闷，心悸失眠，急躁易怒。	口服液：口服。一次10ml，一日3次；或遵医嘱。胶囊：口服。一次6粒，一日2次。	口服液：基药 胶囊：药典，基药，医保
	桂枝茯苓胶囊（丸）	活血，化瘀，消癥。	用于妇人瘀血阻络所致癥块、经闭、痛经、产后恶露不尽；子宫肌瘤、慢性盆腔炎包块、痛经、子宫内膜异位症、卵巢囊肿见上述证候者。	胶囊：口服。一次3粒，一日3次，饭后服，经期停服，疗程3个月；或遵医嘱。丸剂：口服。一次1丸，一日1～2次。	药典 医保

适宜证型	药物名称	功能	主治病症	用法用量	备注
瘀血阻滞证	茴香橘核丸	散寒行气，消肿止痛。	用于寒凝气滞所致的寒疝，症见睾丸坠胀疼痛。	口服。一次1丸，一日1～2次。	药典
	少腹逐瘀丸（颗粒）	温经活血，散寒止痛。	用于寒凝血瘀所致月经后期痛经、产后腹痛，症见经行后错、行经小腹冷痛、经血紫黯有血块、产后小腹疼痛喜暖、拒按。	丸剂：温黄酒或温开水送服。一次1丸，一日2～3次。 颗粒剂：温黄酒或温开水送服。一次5g，一日3次；或遵医嘱。	药典，医保
肝郁气滞证	柴胡舒肝丸	舒肝理气，消胀止痛。	用于肝气不舒，胸胁痞闷，食滞不清，呕吐酸水。	口服。一次1丸，一日2次。	药典，医保
	逍遥丸（颗粒）	疏肝健脾，养血调经。	用于肝郁脾虚所致的郁闷不舒、胸胁胀痛、头晕目眩、食欲减退、月经不调。	丸剂：口服。规格（1）大蜜丸，一次1丸，一日2次；规格（2）、（3）水丸，一次6～9g，一日1～2次；规格（4）浓缩丸，一次8丸，一日3次。 颗粒剂：开水冲服。一次1袋，一日2次。	丸剂：药典，基药，医保 颗粒剂：药典，基药，医保
	丹栀逍遥丸	舒肝解郁，清热调经。	用于肝郁化火，胸胁胀痛，烦闷急躁，颊赤口干，食欲不振或有潮热，以及妇女月经先期，经行不畅，乳房与少腹胀痛。	口服。一次6～9g，一日2次。	基药，医保
	加味逍遥口服液（合剂）	舒肝清热，健脾养血。	用于肝郁血虚，肝脾不和所致的两胁胀痛，头晕目眩，倦怠食少，月经不调，脐腹胀痛；更年期综合征见上述证候者。	口服。一次10ml，一日2次。	药典

续表

适宜证型	药物名称	功能	主治病症	用法用量	备注
肝郁气滞证	加味逍遥丸	舒肝清热，健脾养血。	用于肝郁血虚，肝脾不和，两胁胀痛，头晕目眩，倦怠食少，月经不调，脐腹胀痛。	口服。一次6g，一日2次。	药典，医保
湿热下注证	龙胆泻肝丸（颗粒、胶囊、片）	清肝胆，利湿热。	用于肝胆湿热，头晕目赤，耳鸣耳聋，耳肿疼痛，胁痛口苦，尿赤涩痛，湿热带下。	丸剂：口服。水丸一次3～6g，大蜜丸一次1～2丸，一日2次。 颗粒剂：温开水送服。一次4～8g，一日2次。 胶囊：口服。一次4粒，一日3次。 片剂：口服。一次4～6片，一日2～3次。	丸剂：医保，药典 颗粒剂：医保 胶囊：医保 片剂：医保
	二妙丸	清热燥湿。	用于湿热下注，足膝红肿热痛，下肢丹毒，白带，阴囊湿痒。	口服。一次6～9g，一日2次。	
	四妙丸	清热利湿。	用于湿热下注所致的痹病，症见足膝红肿、筋骨疼痛。	口服。一次6g，一日2次。	药典，医保
	八正合剂（胶囊）	清热，利尿，通淋。	用于湿热下注，小便短赤，淋沥涩痛，口燥咽干。	合剂：口服。一次15～20ml，一日3次，用时摇匀。 胶囊：口服。一次4粒，一日3次。	合剂：药典，医保 胶囊：医保
	萆薢分清丸	分清化浊，温肾利湿。	用于肾不化气，清浊不分所致的小便频数，时下白浊，凝如膏脂，头昏无力，腰膝酸软，舌淡苔腻，脉细弱无力之白浊或膏淋。	口服。一次6～9g，一日2次。	药典

适宜证型	药物名称	功能	主治病症	用法用量	备注
湿热下注证	导赤丸	清热泻火，利尿通便。	用于火热内盛所致的口舌生疮、咽喉疼痛、心胸烦热、小便短赤、大便秘结。	口服。一次1丸，一日2次；周岁以内小儿酌减。	药典

前列腺炎

　　前列腺炎是由于前列腺受到微生物等病原体感染或某些非感染因素刺激而发生的炎症反应，由此造成患者前列腺区域不适或疼痛、排尿异常、尿道异常分泌物等临床表现。急性前列腺炎很少见，诊断及治疗相对比较简单。前列腺炎当中绝大部分属于慢性前列腺炎（CP）。慢性前列腺炎具有发病缓慢、反复发作、症状多样、缠绵难愈的特点，是一种让医师和患者都十分困惑的疾病。它不是一个独立的疾病，而是具有其独特形式的综合性疾病或综合征，这种综合征有其独特的病因、临床特点和结局。慢性前列腺炎发生率变化较大，波动于 5% ~ 16% 之间，大约有近半数（35% ~ 50%）的男性在其一生中的某个时候会受到前列腺炎的影响，可以在各个年龄阶段的男性中出现，一般高发年龄在 25 ~ 35 岁，流行病学和病理学检查研究发现，中老年男性也较常见，并与前列腺增生具有较大的重叠性。

　　慢性前列腺炎的病因十分复杂，发病机制尚未完全阐明。现代医学研究主要集中于病原体感染、免疫异常、组织病理学改变、尿液返流、神经内分泌异常、下尿路上皮功能障碍、精神心理因素等方面。治疗时多倾向根据病情制订个体化原则，选择综合治疗措施，同时注重心理辅导。常规治疗药物主要有：抗生素针对微生物等病原体感染，α 受体阻滞剂用于改善排尿异常，抗炎镇痛药用以缓解疼痛不适症状，5- 羟色胺受体再摄取抑制剂（SSRI）用以缓解患者焦虑紧张的情绪。还有一些激素、植物药、肌松药等，同时也常常配合前列腺理疗等局部治疗方法。基于慢性前列腺炎病因、病机的复杂性，近些年来有学者提出了 "UPOINT" 系统，从排尿症状（urinary symptoms）、社会心理的（psychosocial）、器官特异性的（organ-specific）、感染

（infection）、盆底肌疼痛（tenderness of Pelvic floor skeletal muscles）6个分型分析具体病因并针对性治疗，获得了国际泌尿医学界的肯定，同时为前列腺炎的诊治开拓了新思路。

中医古籍中没有前列腺炎病名的记载，一般根据其外在表现，归属于"淋证"、"精浊"、"白淫"、"白浊"范畴。

一、中医病因病机分析及常见证型

急性者多由饮食不节，嗜食醇酒肥甘，酿生湿热；或因外感湿热之邪，壅聚于下焦而成。慢性者多由相火妄动，所愿不遂，或忍精不泄，肾火郁而不散，离位之精化成白浊；或房事不节，精室空虚，湿热从精道内侵，湿热壅滞，气血瘀阻而成。病久伤阴，肾阴暗耗，可出现阴虚火旺证候；亦有体质偏阳虚者，久则火势衰微，易见肾阳不足之象。

临床以辨证论治为主，注意抓住肾虚（本）、湿热（标）、瘀滞（变）三个基本病理环节。通常可分为湿热蕴结、气滞血瘀、阴虚火旺、肾阳虚损证。

二、辨证选择中成药

本病多为复合证型，治疗时多为综合治疗，注意调护。

1. 湿热蕴结证

【临床表现】尿频，尿急，尿痛，尿道有灼热感，排尿终末或大便时偶有白浊，会阴、腰骶、睾丸、少腹坠胀疼痛；苔黄腻，脉滑数。

【辨证要点】尿频，尿急，尿痛，尿道有灼热感；苔黄腻，脉滑数。

【治法】清热利湿。

【辨证选药】可选用八正合剂（胶囊）、龙胆泻肝丸、热淋清颗粒、癃清片、银花泌炎灵片、萆薢分清丸、野菊花栓、前列回春胶囊。

此类中成药组成多以车前子、泽泻、萆薢、萹蓄、瞿麦、灯芯草等利湿通淋，栀子、黄芩、龙胆草、淡竹叶、大黄等清热，利湿药与清热药共奏清利湿热之效。

2. 气滞血瘀证

【临床表现】病程较长，少腹、会阴、睾丸、腰骶部坠胀不适、疼痛，有排尿不净之感；舌暗或有瘀斑，苔白或薄黄，脉沉涩。

【辨证要点】病程较长，少腹、会阴、睾丸、腰骶部坠胀不适、疼痛；舌暗或有瘀斑，苔白或薄黄，脉沉涩。

【治法】活血祛瘀，行气止痛。

【辨证选药】可选用前列倍喜胶囊、前列舒通胶囊、前列欣胶囊、前列通瘀胶囊、前列通片、前列安栓。

此类中成药多以赤芍、穿山甲、炒王不留行、桃仁、丹参等活血化瘀，柴胡、白芷等行气止痛，泽泻、黄柏、夏枯草等清热利湿，上述药物合用共奏活血化瘀，清热通淋之效。

3. 阴虚火旺证

【临床表现】排尿或大便时偶有白浊，尿道不适，遗精或血精，腰膝酸软，五心烦热，失眠多梦；舌红少苔，脉细数。

【辨证要点】尿道不适，遗精或血精，腰膝酸软，五心烦热；舌红少苔，脉细数。

【治法】滋阴降火。

【辨证选药】可选用知柏地黄丸、左归丸。

此类中成药常用熟地、山药、山萸肉、枸杞子等滋补肾阴，泽泻、丹皮、茯苓、知母、黄柏等利湿清热。

4. 肾阳虚损证

【临床表现】多见于中年人，排尿淋漓，腰膝酸痛，阳痿早泄，形寒肢冷；舌淡胖，苔白，脉沉细。

【辨证要点】多见于中年人，排尿淋漓，腰膝酸痛，形寒肢冷；舌淡胖，苔白，脉沉细。

【治法】补肾助阳。

【辨证选药】可选用右归胶囊（丸）、济生肾气丸（片）、前列舒丸、复方玄驹胶囊。

此类中成药常用熟地黄、山茱萸、枸杞子等滋补肾阴，菟丝子、附子、肉桂等温肾助阳，取阴中求阳之意。

附一

常用治疗前列腺炎的中成药药品介绍

（一）湿热蕴结证常用中成药品种

八正合剂（胶囊）

【处方】栀子、车前子（炒）、瞿麦、萹蓄、滑石、大黄、川木通、灯心草、甘草。

【功能与主治】清热，利尿，通淋。用于湿热下注，小便短赤，淋沥涩痛，口燥咽干。

【用法与用量】

合剂：口服。一次 15 ～ 20ml，一日 3 次，用时摇匀。

胶囊：口服。一次 4 粒，一日 3 次。

【注意事项】

1．忌服辛辣刺激性食物。

2．不宜在服药期间同时服用温补性中成药。

3．有心脏病、肝病、糖尿病、肾病等慢性病严重者应在医师指导下服用。

4．严格按用法用量服用，小儿、哺乳期妇女、年老体弱者，应在医师指导下服用。

5．服药 3 天后症状未改善，或出现其他严重症状时，应到医院就诊。

6．对本品过敏者禁用，过敏体质者慎用。

7．本品性状发生改变时禁止使用。

8．儿童必须在成人监护下使用。

9．请将本品放在儿童不能接触的地方。

10．如正在使用其他药品，使用本品前请咨询医师或药师。

【规格】

合剂：每瓶装（1）100ml，（2）120ml，（3）200ml。

胶囊：每粒装 0.39g。

【贮藏】密封，置阴凉干燥处。

【药理毒理】抗炎试验显示，本品可抑制二甲苯所致小鼠的耳肿胀，抑制小鼠毛细血管通透性的增加。利尿试验显示，本品可增加正常大鼠和家兔的排尿量。

龙胆泻肝丸

【处方】龙胆、柴胡、黄芩、栀子（炒）、泽泻、木通、车前子（盐炒）、当归（酒炒）、地黄、炙甘草。

【功能与主治】清肝胆，利湿热。用于肝胆湿热，头晕目赤，耳鸣耳聋，耳肿疼痛，胁痛口苦，尿赤涩痛，湿热带下。

【用法与用量】口服。水丸一次 3～6g，大蜜丸一次 1～2丸，一日 2 次。

【禁忌】孕妇慎用。

【注意】

1. 年老体弱、大便溏软者慎用。

2. 忌食辛辣刺激性食物。

3. 服本药时不宜同时服滋补性中成药。

4. 有高血压、心脏病、肝病、肾病、糖尿病等慢性病严重者，以及正在接受其他治疗的患者，应在医师指导下服用。

5. 服药 3 天后症状未改善，或出现其他严重症状时，应停药并去医院就诊。

6. 按照用法用量服用，小儿、年老体弱者应在医师指导下服用。

7. 长期服用应向医师咨询。

8. 对本品过敏者禁用，过敏体质者慎用。

9. 本品性状发生改变时禁止使用。

10. 儿童必须在成人监护下使用。

11. 请将本品放在儿童不能接触的地方。

12. 如正在使用其他药品，使用本品前请咨询医师或药师。

【规格】水丸，每袋装 6g；大蜜丸，每丸重 6g。

【贮藏】密闭，防潮。

【药理作用】

·**抗炎作用**　潘经媛等[1]使用龙胆泻肝胶囊通过对巴豆油致小鼠耳郭肿胀实验、角叉菜胶致大鼠足肿胀实验发现，该方能降低小鼠耳郭肿胀度和大鼠足趾肿胀度，对抑制小鼠耳郭及大鼠足肿胀有显著效果，即有明显抗炎作用。武梅芳等[2]探索龙胆泻肝汤对毛细血管腹膜通透性影响，结果表明龙胆泻肝汤能明显降低小鼠腹腔毛细血管通透性。据此可见，龙胆泻肝汤对急性炎症有一定的抑制作用。

·**镇痛作用**　蒲维娅[3]分别用小鼠扭体法和热板法探索龙胆泻肝汤的镇痛作用，结果证明龙胆泻肝汤能明显减少小鼠的扭体反应数，显著延长给药后（热板法）1h、2h小鼠疼痛反应的潜伏期。结果提示本方具有显著的镇痛作用。

【参考文献】

[1] 潘经媛，邱银生，朱式欧，等. 龙胆泻肝胶囊的抗炎、免疫调节作用 [J]. 时珍国医国药，2006，17（8）：1471-1473.

[2] 武梅芳，楚立，张建平. 龙胆泻肝汤的药理及毒理学实验研究 [J]. 河北中医学院学报，1996，11（1）：1-3.

[3] 蒲维娅. 龙胆泻肝汤对小鼠的镇痛作用 [J]. 时珍国医国药，2004，15（7）：389-340.

热淋清颗粒

【处方】头花蓼。

【功能与主治】清热解毒，利尿通淋。用于湿热蕴结，小便黄赤，淋漓涩痛之症；尿路感染，肾盂肾炎见上述证候者。

【用法与用量】开水冲服。一次 1 ～ 2 袋，一日 3 次。

【禁忌】尚不明确。

【规格】每袋装（1）8g（含糖型），（2）4g（无糖型）。

【贮藏】密封。

【药理作用】本品有明显的利尿、消炎、镇痛作用。对金黄色葡萄球菌、大肠杆菌、伤寒杆菌、痢疾杆菌、绿脓杆菌、变形杆菌、淋球菌等革兰氏阳性、阴性菌有优良的抗菌作用；能抑制脾淋巴细胞的增殖活性，抑制促炎细胞因子 IL-1、IL-8 及 TNF-a 的分泌，调节抗炎细胞因子 IL-10 的表达[1]。本品对自身免疫性前列腺炎有显著的治疗作用，并使前列腺组织中 CD4$^+$ 表达上调、CD8$^+$ 表达下调，从而明显减轻模型大鼠前列腺的炎症反应[2]。

【临床报道】

1．将 200 例湿热型慢性前列腺炎患者随机分为治疗组（热淋清颗粒＋氟哌酸胶囊）和对照组（氟哌酸胶囊）。结果：治疗组与对照组的总有效率分别为 92%、52%（$P < 0.05$），治疗后 2 组间中医证候积分及前列腺液白细胞计数均有显著性差异（$P < 0.05$）[3]。

2．将 150 例尿道炎后慢性非细菌性前列腺炎（CNP）患者随机为 2 组：观察组 80 例使用前列安栓纳肛，并用热淋清口服；对照组 70 例单用前列安栓纳肛，治疗 8 周。结果：观察组总有效率为 85%，而对照组总有效率为 56%，差异显著（$P < 0.001$）[4]。

【参考文献】

[1] 王伊光，孟建，王代伟，等．热淋清颗粒对大鼠自身免疫性前列腺炎治疗作用机制的进一步探讨 [J]. 临床泌尿外科杂志，2009，24（12）：939-941.

[2] 孔涛，裴冬杰，王成李，等．热淋清对 Wistar 大鼠自身免

疫性慢性前列腺炎前列腺组织内 CD4$^+$、CD8$^+$的影响 [J]. 中国男科学杂志，2011，25（7）：22-25.

[3] 赵润璞，琚保军. 热淋清颗粒治疗湿热型慢性前列腺炎疗效观察 [J]. 中国药房，2005，16（10）：769-770.

[4] 李火金，史明，张忠林，等. 前列安栓联合热淋清治疗尿道炎后前列腺炎的疗效观察 [J]. 中国煤炭工业医学杂志，2006，9（2）：124-125.

癃清片

【处方】 泽泻、车前子、败酱草、金银花、牡丹皮、白花蛇舌草、赤芍、仙鹤草、黄连、黄柏。

【功能与主治】 清热解毒，凉血通淋。用于热淋所致的尿频、尿急、尿痛、尿短、腰痛、小腹坠胀等症。

【用法与用量】 口服。一次6片，一日2次；重症一次8片，一日3次。

【禁忌】 体虚胃寒者不宜服用。

【贮藏】 密封，置阴凉干燥处。

【规格】 每片重0.6g。

【药理毒理】 该药具有利尿作用，而且可明显减少角叉菜胶所致前列腺炎大鼠前列腺液中白细胞数目，回升低下的卵磷脂小体密度，显著降低大鼠前列腺间质炎细胞浸润和水肿程度，并显著抑制消痔灵所致纤维增生性前列腺大鼠腺体的增生、肥大及纤维母细胞增生，恢复前列腺分泌功能 [1]。

【临床报道】 癃清片治疗湿热兼瘀血证慢性前列腺炎 360 例，疗程 4 周，总有效率为 82.4%，对照组为 40.6%，总有效率治疗组优于对照组（$P < 0.05$）[2]。

【参考文献】

[1] 韩双红，王玉芬，陈卫平，等. 癃清片对大鼠前列腺炎的抑制作用 [J]. 中草药，2004，35（7）：789-791.

[2] 高筱松，高文喜，贺菊乔，等. 癃清片治疗慢性前列腺炎多中心双盲安慰剂对照试验研究 [J]. 中国男科学杂志，2010，24（9）：21-25.

银花泌炎灵片

【处方】 金银花、半枝莲、萹蓄、瞿麦、石韦、川木通、车前子、淡竹叶、桑寄生、灯心草。

【功能与主治】 清热解毒，利湿通淋。用于急性肾盂肾炎、急性膀胱炎下焦湿热证，症见发热恶寒、尿频急、尿道刺痛或尿血、腰痛等。

【用法与用量】 口服。一次 4 片，一日 4 次，2 周为一疗程，可连服 3 个疗程；或遵医嘱。

【禁忌】 孕妇禁用。

【规格】 每片重 0.5g。

【贮藏】 密闭，防潮（10℃ ~ 30℃保存）。

【药理作用】 本品能明显抑制由大肠杆菌、变形杆菌、金黄色葡萄球菌 6 株菌所致的小鼠体内感染，降低 48 小时小鼠死亡率；体外药物敏感实验证实本品对大肠杆菌、变形杆菌、绿脓杆菌具有明显抑制作用。本品可降低尿道感染大鼠尿中白细胞（WBC）及细菌数量，同时可增加 10 小时尿量。动物实验表明本品还具有抗炎和增强巨噬细胞吞噬功能的作用。

【临床报道】 银花泌炎灵片口服配合直肠前列腺微波治疗慢性非细菌性前列腺炎 72 例，并与单纯直肠前列腺微波治疗 72 例对照观察，治疗 4 周后，联合组总有效率为 81.94%，单纯组总有效率为 36.11%，差异显著（$P < 0.05$）[1]。

【参考文献】

[1] 周卫东，王志建．银花泌炎灵片配合直肠前列腺微波治疗慢性非细菌性前列腺炎 72 例 [J]．河北中医，2010，32（4）：572-573.

萆薢分清丸

【处方】 粉萆薢、石菖蒲、甘草、乌药、益智仁（炒）。

【功能与主治】 分清化浊，温肾利湿。用于肾不化气，清浊不分所致的小便频数，时下白浊，凝如膏脂，头昏无力，腰膝酸软，舌淡苔腻，脉细弱无力之白浊或膏淋。

【用法与用量】 口服。一次 6 ~ 9g，一日 2 次。

【禁忌】 对萆薢分清丸过敏者禁用。

【注意事项】

1．忌食油腻、茶、醋及辛辣刺激性食物。

2．孕妇及过敏体质者慎用。

3．药品性状发生改变时禁止使用。

4．请将此药品放在儿童不能接触的地方。

【规格】 水丸，每 20 丸重 1g，每袋装 6g。

【药理作用】 现代药理研究表明，萆薢分清丸具有良好的抗菌、消炎、利尿、除湿通淋的功效，含有薯蓣皂甙等多种甾体皂甙。石菖蒲含有细辛醚、氨基酸和糖类，乌药含有生物碱及挥发油，益智仁含有萜烯、倍半萜烯、倍半萜烯醇等挥发油成分。本方具有较强的降温与止痛功能，可抑制金黄色葡萄球菌、甲型溶血性链球菌、伤寒及大肠杆菌、绿脓杆菌而抗菌[1]。

方中石菖蒲对絮状表皮癣菌、堇色毛癣菌、白色念珠菌等10余种真菌也有较强的抑制作用；且可缩短血浆再钙化时间，促进血凝而有良好的止血功效。同时，萆薢可减轻实验性动脉粥样硬化，可扩张血管使血压下降，升高血糖，合乌药可增加肠道平滑肌的蠕动，并扩张局部血管使血液循环加速，故可用于乳糜尿、慢性前列腺炎、肾炎、肾结核合并血尿、慢性附件炎等疾病[1]。

此外，石菖蒲能镇静抗惊厥，并能增强戊巴比妥钠的催眠作用[1]。

【参考文献】

[1] 周智恒.现代中医药应用与研究大全——男科学[M].上海：上海中医药大学出版社，1995.

野菊花栓

【处方】 野菊花。

【功能与主治】 抗菌消炎。用于前列腺炎及慢性盆腔炎等疾病。

【用法与用量】 纳肛。一次1粒，一日1～2次；或遵医嘱。

【不良反应】 尚不明确。

【禁忌】 尚不明确。

【注意事项】 30℃以上易变形，但不影响疗效，可将栓剂冷却后再使用。

【规格】 每粒装2.4g。

【贮藏】 30℃以下密闭保存。

【药理毒理】 药理研究表明，本品具有抗菌解热，增强免疫功能，抑制溶血素等作用。

· **抗菌** 本品对葡萄球菌、链球菌、绿脓杆菌、大肠杆菌、白喉杆菌等均有抑菌或抗菌作用，对金黄色葡萄球菌最低抑菌浓度为 0.19g/ml，对大肠杆菌、痢疾杆菌为 0.75g/ml，对绿脓杆菌为 1.5g/ml。本品对结核杆菌也有一定抑制作用。

· **解热** 本品能使三联菌苗致高体温家兔体温降低，对抗细菌毒素或抑制毒性产物对机体的影响。

· **增强免疫功能** 对小鼠腹腔巨噬细胞的吞噬功能有明显增强作用，可增强对鸡红细胞的吞噬功能，增强白细胞对金黄色葡萄球菌的吞噬作用。

· **抑制溶血素** 本品可降低金葡菌溶血素效价，对金葡菌血浆凝固酶形成有一定抑制作用。野菊花为菊科植物野菊的干燥头状花序，是中医常用的清热解毒药，含有挥发油、菊花甙、木犀草素、野菊花内酯及香豆精等成分，主要有降压、抗菌、抗病毒等药理作用，对金黄色葡萄球菌、白喉杆菌、痢疾杆菌、大肠杆菌、绿脓杆菌及多种病毒均有抑制或杀灭作用。

前列回春胶囊

【处方】 虎杖、地龙、木通、车前子、黄柏、茯苓、萹蓄、穿山甲（炮）、蜈蚣、白花蛇舌草、鹿茸、黄芪、莱菔子、王不留行、五味子、枸杞子、菟丝子、淫羊藿、甘草。

【功能与主治】 益肾回春，活血通淋，清热解毒。用于慢性前列腺炎以及由前列腺炎引起的尿频、尿急、尿道涩痛、淋浊、性欲减退、阳萎早泄等症。

【用法与用量】口服。一次5粒，一日2～3次。

【禁忌】尚不明确。

【规格】每粒装0.3g。

【贮藏】密封。

【药理作用】本品对伤寒杆菌、痢疾杆菌、金黄色葡萄球菌、大肠杆菌、黄色微球菌等均有抑制作用，抑制区大小随浓度增高而增大；对角叉菜胶引起的大白鼠足肿胀有明显的抑制作用，具有降低小鼠耳毛细血管通透性的作用；有明显抗渗出作用；对小鼠腹腔注射明胶所致的嗜中性粒细胞游走有明显抑制作用。

【参考文献】

[1] 段登志，欧阳虹，王寅，等. 前列回春胶囊的药理作用和临床应用浅析 [J]. 云南中医中药杂志，1995，16（1）：5-7.

（二）气滞血瘀证常用中成药品种

前列倍喜胶囊

【处方】猪鬃草、蝼蛄、王不留行、皂角刺、刺猬皮。

【功能与主治】清利湿热，活血化瘀，利尿通淋。用于湿热瘀阻所致的小便不利，淋漓涩痛，以及前列腺炎、前列腺增生症见上述证候者。

【用法与用量】饭前服。一次6粒，一日3次，20天为一疗程；或遵医嘱。

【禁忌】孕妇忌服。

【注意事项】

1. 极少数患者在服药期间偶有尿道灼热感，属正常现象。

2．服药期间忌酒及辛辣刺激食物。

3．过敏体质者慎服。

【规格】每粒装 0.4g。

【贮藏】密封，置干燥处保存。

【药理作用】本品方中王不留行可改善血液高黏状态，改善微血管形态，减轻血液淤滞；皂角刺通过抑制血小板聚集，抑制和对抗凝血酶活性发挥抗凝血作用；两者协同，可改善前列腺炎患者的血液流变状态，缓解局部炎症。刺猬皮中锌含量很高，在治疗前列腺炎时具有补锌抗炎的双重优势；蝼蛄直入膀胱经，含高浓度的钾，具有比一般利尿药物更强的利尿作用，利水消肿又有助于炎症消退[1-4]。

【参考文献】

[1] 冯爱成．王不留行改善血瘀模型豚鼠血液黏稠度实验研究[J]．时珍国医国药，1998，9（5）：432．

[2] 张敏，辛义周．皂角刺现代研究及临床应用[J]．齐鲁药事，2005，24（3）：164-165．

[3] 盛玮，王月玲，薛建平．刺猬皮中微量元素的分析[J]．微量元素与健康研究，2005，22（1）：22-23．

[4] 魏道智，郭澄，刘皋林，等．中药蝼蛄中微量元素与临床药效的相关性分析[J]．广东微量元素科学，2002，9（10）：64-67．

前列舒通胶囊

【处方】黄柏、赤芍、当归、川芎、土茯苓、三棱、泽泻、马齿苋、马鞭草、虎耳草、柴胡、川牛膝、甘草。

【功能与主治】清热利湿，化瘀散结。用于慢性前列腺炎、前列腺增生症湿热瘀阻证，症见尿频、尿急、尿淋沥，会阴、下腹或腰骶部坠胀或疼痛，阴囊潮湿等。

【用法与用量】 口服。一次 3 粒，一日 3 次。

【禁忌】 尚不明确。

【注意事项】 尚不明确。

【规格】 每粒装 0.4g。

【贮藏】 密封。

【药理作用】 前列舒通胶囊可以显著减轻前列腺重量系数，减少炎性细胞面积总和和平均面积，抑制炎性细胞浸润；并有减轻前列腺损伤、疏通腺腔腺管等作用[1]。

【参考文献】

[1] 卫培峰，张法荣，焦晨莉. 前列舒通胶囊对琼脂所致大鼠慢性非细菌性前列腺炎的实验研究 [J]. 山东中医药大学学报，2005，29（1）：67-69.

前列欣胶囊

【处方】 丹参、赤芍、桃仁（炒）、没药（炒）、红花、泽兰等。

【功能与主治】 活血化瘀，清热利湿。用于治疗瘀血凝聚，湿热下注所致的慢性前列腺炎及前列腺增生症的症状改善。症见尿急，尿痛，排尿不畅，滴沥不净等。

【用法与用量】 口服。一次 4 ～ 6 粒，一日 3 次；或遵医嘱。

【禁忌】 尚不明确。

【注意事项】 偶见胃脘不适者，一般不会影响继续治疗。

【规格】 每粒装 0.5g，每瓶装 50 粒。

【贮藏】密封，置阴凉干燥处。

【药理作用】

1．本方能够降低实验性血瘀模型家兔的全血黏度、血小板黏附率和体外血栓干重，对腹腔注射肾上腺素造成的实验性微循环障碍模型小鼠微动脉血流减慢有显著的推迟作用[1]。

2．本方具有减轻标准大肠杆菌引起的大鼠前列腺间质炎细胞浸润及纤维组织增生作用，能够明显改善模型大鼠前列腺炎症反应，调节局部免疫状态从而修复前列腺组织[2]。

【临床报道】将82例Ⅲ型前列腺炎（气滞血瘀证）伴勃起功能障碍的患者随机分为两组，每组41例均进行健康宣传教育。在此基础上，治疗组饭后口服前列欣胶囊，对照组饭后口服舍尼通，4周后，前列欣组总有效率为87.8%，对照组总有效率为80.5%，两组疗效比较差异有统计学意义（$P < 0.05$）[3]。

【参考文献】

[1] 张亚强，刘献枋．前列腺方治疗慢性前列腺炎血瘀证的临床与实验研究 [J]．中国中西医结合杂志，1988，18（9）：534-536.

[2] 李敏，张亚强，王炎，等．丹蒲胶囊对自身免疫性前列腺炎大鼠模型炎性因子的影响 [J]．中国中西医结合杂志，2008，28（11）：1018-1021.

[3] 李海松，卫元璋，王旭昀，等．前列欣胶囊对Ⅲ型前列腺炎（气滞血瘀证）伴勃起功能障碍的影响 [J]．世界中西医结合杂志，2010，05（6）：502-504，507.

前列通瘀胶囊

【处方】赤芍、土鳖、穿山甲（炮）、桃仁、石韦、夏枯草、白芷、黄芪、鹿衔草、牡蛎（煅）、通草。

【功能与主治】活血化瘀，清热通淋。用于慢性前列腺炎属瘀血阻滞兼湿热内蕴证。症见尿频，尿急，尿后余沥不尽，会阴、下腹或腰骶部坠胀疼痛，或尿道灼热，阴囊潮湿，舌紫黯或有瘀斑，舌苔黄腻等。

【用法与用量】口服。一次5粒，一日3次，1个月为一疗程，饭后服用。

【注意事项】个别患者出现上腹不适、隐痛，可不必停药，不用做特殊处理症状会自行消失。

【规格】每粒装0.4g。

【贮藏】置阴凉干燥处。

【药理作用】该药具有抗亚急性炎症、促进微循环、消肿胀、抑菌、镇痛、抗纤维化等作用，因而能促进炎症吸收，改善腺管引流，降低交感神经兴奋性，减轻尿道阻力，使前列腺症状得以缓解[1]。

【参考文献】

[1] 谢作钢，韩银发，李铮，等. 前列通瘀胶囊治疗慢性盆腔疼痛综合征临床研究 [J]. 中国男科学杂志，2003，17（1）：46-48.

前列通片

【处方】黄芪、肉桂油、黄柏、薜荔、车前子、竹节香附、琥珀、泽兰、蒲公英、八角茴香油。

【功能与主治】清利湿浊，化瘀散结。用于湿热蕴结下焦所致的轻中度癃闭，症见排尿不畅、尿线变细、小便频数，可伴尿急、尿频或疼痛；前列腺炎或前列腺增生症见上述证候者。

【用法与用量】口服。大片一次 4 片，小片一次 6 片，一日 3 次。

【禁忌】孕妇慎用。

【规格】（1）薄膜衣片，每片重 0.34g；（2）糖衣片，片芯重 0.26g；（3）糖衣片，片芯重 0.39g。

【贮藏】密封。

前列安栓

【处方】黄柏、虎杖、栀子、大黄、泽兰、毛冬青、吴茱萸、威灵仙、石菖蒲、荔枝核。

【功能与主治】清热利湿通淋，化瘀散结止痛。用于湿热瘀血壅阻证所引起的少腹痛、会阴痛、睾丸疼痛、排尿不利、尿频、尿痛、尿道口滴白、尿道不适等症。可用于精浊、白浊、劳淋（慢性前列腺炎）等病见以上证候者。

【用法与用量】将药栓置入肛门约 3～4cm 处。一次 1 粒，一日 1 次，1 个月为一疗程；或遵医嘱。

【禁忌症】忌食辛辣等刺激性食物，戒酒。

【注意】

1．栓剂塞入肛门后，如有便意感、腹痛、腹泻等不适症状，可改进使用方法，如将栓剂外涂植物油或将栓剂置入更深些，待直肠适应后，自觉症状可减轻或消失。

2．腔道给药，禁止口服。

3．药物不要放在儿童可触及的地方。

4．废弃药品包装不应随意丢弃。

【规格】每粒装 2g。

【贮藏】密闭，置阴凉处。

【药动力学】雄性大鼠直肠给药，剂量为5g生药（200μCi）/kg，于规定时间分批取血，并对血、前列腺、直肠及相关脏器测定放射性。药后5min可从血液中测到放射性，血液药－时曲线符合开放型二室模型；药后5min从靶器官（前列腺）中也测到放射性，药物放射性在前列腺中的富集浓度高于其它器官（直肠、肝、肾除外），至24h仍维持一定水平；除直肠外，药物放射性在肝、肾中的水平最高。该药自直肠吸收迅速，并迅速到达靶器官（前列腺），易于在前列腺中富集，这对前列腺炎及前列腺增生症的治疗有特殊意义[1]。

【临床报道】前列安栓治疗慢性前列腺炎410例，临床痊愈47例（15.2%），显效118例（38.1%），有效104例（33.5%），总显效率53.3%，总有效率86.8%，明显优于对照组的（29%和66%）[2]。前列安栓治疗前列腺炎282例，NIH-CPSI评分为疗效标准，其中Ⅱ型82例，治疗8周，前列安栓组41例总有效率为78.1%，敏感抗生素组41例总有效率61%，差异有统计学意义（$P < 0.05$）。ⅢA型88例，治疗4周，前列安栓组44例，有效率为70.1%；口服一种喹诺酮类加热水浴组，有效率为52.3%，差异有统计学意义（$P < 0.05$）。ⅢB型112例，治疗4周，前列安栓组56例，有效率为76.8%；舍尼通或止痛剂加一种α受体阻滞剂加坐热水浴组，有效率为78.6%，差异无统计学意义（$P > 0.05$）[3]。荟萃分析（即Meta-分析）证实前列安栓治疗慢性前列腺炎安全、有效[4]。

【参考文献】

[1] 林成仁，王敏，刘建勋，等.前列安栓在大鼠体内的药代

动力学研究 [J]. 中华男科学，2000，6（2）：107.

[2] 贾金铭，薛慈民，张蜀武，等. 前列安栓治疗慢性前列腺炎的疗效和安全性 [J]. 中华男科学，2001，7（6）：417-419，392.

[3] 慈健，宫大鑫，孔垂泽，等. 前列安栓治疗慢性前列腺炎疗效评价 [J]. 临床泌尿外科杂志，2003，18（8）：487-489.

[4] 韩平，魏强，石明，等. 前列安栓治疗慢性前列腺炎疗效的荟萃分析 [J]. 华西医学，2006，21（1）：1-2.

（三）阴虚火旺证常用中成药品种

知柏地黄丸

【处方】知母、黄柏、熟地黄、山茱萸（制）、牡丹皮、茯苓、泽泻、山药。

【功能与主治】滋阴降火。用于阴虚火旺，潮热盗汗，口干咽痛，耳鸣遗精，小便短赤。

【用法与用量】口服。规格（1）大蜜丸，一次1丸，一日2次；规格（2）、（6）浓缩丸，一次8丸，一日3次；规格（3）、（5）水蜜丸，一次6g，一日2次；规格（4）小蜜丸，一次9g，一日2次。

【注意事项】

1．忌不易消化食物。

2．感冒发热患者不宜服用。

3．有高血压、心脏病、肝病、糖尿病、肾病等慢性病严重者应在医师指导下服用。

4．儿童、孕妇、哺乳期妇女应在医师指导下服用。

5. 服药 4 周症状无缓解，应去医院就诊。

6. 对本品过敏者禁用，过敏体质者慎用。

7. 本品性状发生改变时禁止使用。

8. 儿童必须在成人监护下使用。

9. 请将本品放在儿童不能接触的地方。

10. 如正在使用其他药品，使用本品前请咨询医师或药师。

【禁忌】尚不明确。

【规格】（1）每丸重 9g，（2）每 10 丸重 1.7g，（3）每袋装 6g，（4）每袋装 9g，（5）每瓶装 60g，（6）每 8 丸相当于原生药 3g。

【贮藏】密封。

【药理作用】

·调节神经内分泌　史正刚等研究发现知柏地黄丸能提高肾上腺皮质激素型肾阴虚大鼠血浆皮质醇（CORT）、促肾上腺皮质激素（ACTH）、促肾上腺激素释放激素（CRH）水平及肾上腺指数，恢复肾上腺组织形态和细胞正常分泌功能[1]。

·抗肿瘤　知柏地黄丸对 S180 荷瘤小鼠具有一定的抑瘤作用，且有一定的量效关系，随着剂量的增加，抑瘤作用增强；与环磷酰胺对照组相比，在发挥抑瘤作用的同时，未对机体造成损伤，还在一定程度上增强了机体免疫器官的作用[2]。

【参考文献】

[1] 史正刚，潘塑塑，张士卿. 知柏地黄丸对肾上腺皮质激素型肾阴虚幼龄大鼠血浆 CORT、ACTH、CRH 及肾上腺指数和组织学结构的影响[J]. 中国中医基础医学杂志，2006，12（3）：167.

[2] 吕玉萍，张健，王冬梅，等. 知柏地黄丸对 S180 荷瘤小鼠抑

瘤作用的实验研究 [J]. 辽宁中医药大学学报，2009，11（11）：226.

左归丸

【处方】熟地黄、龟板胶、鹿角胶、枸杞子、菟丝子、山茱萸、山药、牛膝。

【功能与主治】滋肾补阴。用于真阴不足，腰酸膝软，盗汗遗精，神疲口燥。

【用法与用量】口服。一次 9g，一日 2 次。

【注意事项】

1．肾阳亏虚、命门火衰、阳虚腰痛者慎用。

2．若属外感寒湿、湿热或跌扑外伤、气滞血瘀所致腰痛忌用。

3．治疗期间不宜食用辛辣、油腻之品。

4．本品含牛膝等药，孕妇慎用。

【规格】每 10 粒重 1g。

【贮藏】密封。

【药理作用】

·**对神经系统的作用**　左归丸可抑制 β-淀粉样蛋白（Aβ）致阿尔茨海默病（AD）大鼠海马神经元细胞凋亡，提高脑过氧化氢酶等抗氧化酶作用，抑制单胺氧化酶活性，下调海马区 TNF-α 蛋白含量和 caspase23 基因 mRNA 的表达；使尼氏体溶解明显减少，神经纤维结构完好，保护海马神经元细胞，对 AD 大鼠有一定的防治作用。左归丸可显著抑制 AD 大鼠脑组织中 AchE 活性，并能上调热休克蛋白（HSP）的表达，尤其是 HSP70 的表达而抑制细胞凋亡，推测左归丸可能通过抑制大鼠脑组织中 AchE 活性来上调

HSP70 的表达，改善神经元细胞凋亡。还能诱导骨髓源成体干细胞向神经元样细胞及神经胶质样细胞方向分化[1-4]。

·改善卵巢功能 左归丸能调节小鼠透明带 3 致卵巢早衰（POF）大鼠 $CD4^+/CD8^+$ 的平衡，抑制外周血清抗透明带抗体水平；调节 Fas/Fas-L 系统平衡，调节免疫反应及细胞毒性淋巴细胞功能，促进 B 细胞凋亡，抑制抗体聚集，减轻卵巢免疫炎性反应，改善卵巢功能[5-6]。

·治疗骨质疏松 左归丸体外研究发现左归丸含药血清可促进成骨细胞（OB）分泌骨钙素（OC）；直接抑制细胞核因子-κB 受体活化因子配基（RANKL）的分泌，使 OC 活性降低；另一方面促进 OB 分泌成骨细胞骨保护素（OPG），使之与 RANKL 的结合增多，使 OC 活性降低，而达到治疗骨质疏松的目的[7-8]。

【参考文献】

[1] 田旭升，安平.左归丸对痴呆鼠氧化反应及细胞凋亡的影响 [J].时珍国医国药，2007，18（12）：2391-2392.

[2] 朴钟源.左归丸对痴呆鼠抗氧化作用及尼氏体的影响 [J].山东医药，2008，48（37）：17-19.

[3] 朴钟源，江新梅，罗守滨，等.左归丸对老年性痴呆模型鼠脑神经元 HSP70 及超微结构的影响 [J].中国老年学杂志，2009，29（2）：161-163.

[4] 黄勇，黄秀深，樊效鸿，等."左归丸"诱导大鼠骨髓源成体干细胞多向分化的实验研究 [J].成都中医药大学学报，2008，31（3）：40-42.

[5] 朱玲.左归丸对卵巢早衰小鼠免疫功能的影响 [J].中华中医药学刊，2008，26（6）：1157-1160.

[6] 朱玲，罗颂平，许丽绵，等. 左归丸对免疫性卵巢早衰小鼠卵巢 Fas、Fas-L 表达的影响 [J]. 江西中医学院学报，2008，20（1）：52-55.

[7] 刘梅洁，吕国红，邹军，等. 左归丸含药血清对成骨细胞分泌骨钙素的影响 [J]. 中国中医基础医学杂志，2007，13（8）：581-582.

[8] 鞠大宏，刘梅洁，赵宏艳，等. 左归丸含药血清对成骨细胞 OPG、RANKL mRNA 表达的影响 [J]. 北京中医药大学学报，2008，31（5）：312-315.

（四）肾阳虚损证常用中成药品种

右归丸（胶囊）

【处方】 熟地黄、炮附片、肉桂、山药、酒萸肉、菟丝子、鹿角胶、枸杞子、当归、杜仲。

【功能与主治】 温补肾阳，填精止遗。用于肾阳不足，命门火衰，腰膝酸冷，精神不振，怯寒畏冷，阳痿遗精，大便溏薄，尿频而清。

【用法与用量】

丸剂：口服。小蜜丸一次 9g，大蜜丸一次 1 丸，一日 3 次。

胶囊：口服。一次 4 粒，一日 3 次。

【不良反应】 服药后偶可发生轻度便秘。

【注意事项】

1. 本品温肾涩精，用于肾阳亏虚，精关不固的遗精虚证，若阴虚火旺，心肾不交，湿热下注，扰动精室，劳伤心脾，气不摄精者忌用。

2．本品为命门火衰精气虚寒、阳痿虚证所设，若思虑忧郁，劳伤心脾，恐惧伤肾，湿热下注所致阳痿忌用。

3．方中含肉桂、附子等大温大热之品，不宜过服，以免伤阴。

【规格】

丸剂：小蜜丸，每 10 丸重 1.8g；大蜜丸，每丸重 9g。

胶囊：每粒装 0.45g。

【贮藏】 密封。

【药理毒理】 右归丸具有对下丘脑－垂体－靶腺轴的调节作用以及保护中枢神经系统、调节内分泌、调节免疫的作用[1]。

·**对下丘脑－垂体－靶腺轴的调节作用** 右归丸可显著提高氢化可的松致肾阳虚大鼠血清中降低的睾酮水平，其作用是通过激活细胞内腺苷酸环化酶实现的。

·**保护中枢神经系统作用** 右归丸主要通过调节海马区氨基酸神经递质的紊乱，改善大脑边缘系统，延缓机体衰老。

·**调节内分泌作用** 右归丸可明显升高丙基硫嘧啶致甲状腺功能减退症大鼠骨骼肌葡萄糖转运蛋白表达水平。

·**调节免疫作用** 右归丸可保护氢化可的松致小鼠胸腺细胞过度凋亡，使早期和晚期凋亡的细胞所占的比率恢复到接近正常水平。

【临床报道】 将 120 例肾阳亏虚型男性不育症患者随机分为两组，每组 60 例，治疗组口服右归胶囊，每次 1.8g，每日 3 次；对照组口服左卡尼汀口服液，每次 20ml，每日 1 次；连续治疗 12 周为 1 个疗程。观察和比较两组之间及各组治疗前后患者精液参数、生殖内分泌激素水平的变化。结果：治疗组总有效率为 83.33%，对照组总有效率为65.45%；治疗组配偶妊娠率为9.26%，对照组配偶妊娠率为5.45%。两组比较，差异均有统计学意义（$P < 0.05$）；治疗组治疗前后精液量、精子浓度、精子总活力、前向运动精子、血浆睾酮（T）和促黄体生成激素（LH）水平比较差异有统计学意义（$P < 0.05$）。与对照组比较，差异有统计学意义（$P < 0.05$）。结论：应用右归胶囊治疗肾阳亏虚型男性不育症可以有效地改善精液质量及生殖内分泌水平，具有较好的临床疗效[2]。

【参考文献】

[1] 王义周，刘妍，王蕾，等.左归丸与右归丸的药理研究进展[J].浙江中医药大学学报，2010，34（1）：116-117，119.

[2] 李海松，莫旭威，王彬，等.右归胶囊治疗精液异常男性不育症60例临床观察[J].世界中西医结合杂志，2013，8（8）：815-817，821.

济生肾气丸（片）

【处方】 肉桂、附子（制）、牛膝、熟地黄、山茱萸（制）、山药、茯苓、泽泻、车前子、牡丹皮。

【功能与主治】 温肾化气，利水消肿。用于肾阳不足、水湿内停所致的肾虚水肿、腰膝酸重、小便不利、痰饮咳喘。

【用法与用量】

丸剂：口服。水蜜丸一次6g，小蜜丸一次9g，大蜜丸一次1丸，一日2～3次。

片剂：口服。一次6片，一日3次。

【禁忌】 尚不明确。

【注意事项】

1．湿热壅盛、风水泛滥水肿者慎用。

2．阴虚火旺，燥热伤津，实火热聚者不宜应用。

3．孕妇慎用。

4．本品含附子有毒，不可过量、久服。

5．服用期间饮食宜清淡，宜低盐饮食。

6．本品含钾量高，与保钾利尿药安体舒通、氨苯蝶啶合用时，应防止高血钾症；避免与磺胺类药物同时使用。

【规格】

丸剂：水蜜丸，每袋装 6g；小蜜丸，每袋装 9g；大蜜丸，每丸重 9g。

片剂：基片重 0.3g。

【药理作用】济生肾气丸能显著减少阿霉素肾炎模型大鼠的尿蛋白排出，降低血清肌酐和血清尿素氮水平，而对尿量减少无明显改变。对于小牛血清白蛋白肾炎模型大鼠，济生肾气丸能明显减少尿蛋白排出，同时显著降低血清肌酐和血清尿素氮含量[1]。

【参考文献】

[1] 彭蕴茹，黄厚才，王焱.济生肾气丸治疗大鼠实验性肾炎的试验研究 [J].畜牧与兽医，2003，35（3）：4-5.

前列舒丸

【处方】熟地黄、薏苡仁、冬瓜子、山茱萸、山药、牡丹皮、苍术、桃仁、泽泻、茯苓、桂枝、附子（制）、韭菜子、淫羊藿、甘草。

【功能与主治】扶正固本，益肾利尿。用于肾虚所致的淋症，症见尿频、尿急、排尿滴沥不尽；慢性前列腺炎及前列腺增生症见上述证候者。

【用法与用量】口服。水蜜丸一次 6 ~ 12g，大蜜丸一次 1 ~ 2 丸，一日 3 次；或遵医嘱。

【禁忌】尿闭不通者不宜用本药。

【规格】水蜜丸，每 10 丸重 1.3g，每袋装 6g；大蜜丸，每丸重 9g。

【贮藏】密封。

【药理作用】前列舒丸对下丘脑－垂体－性腺轴、肾上腺皮质轴有一定的兴奋和调整作用，对血糖、血脂和蛋白质代谢均有良好影响。临床研究发现本药可使血液中皮质酮和雌二醇增高，子宫雌激素受体增加并接近于正常水平。

前列舒丸能明显抑制鹿角菜胶所致大鼠脚爪水肿和巴豆油所致小鼠耳部水肿，能显著增强特异性抗体的产生和升高血清补体含量，前列舒丸还可使老龄雄性大鼠的前列腺体明显减小，并使血浆中的雌二醇含量增高，但对睾酮无明显影响。

复方玄驹胶囊

【处方】黑蚂蚁、淫羊藿、枸杞子、蛇床子。

【功能与主治】温肾，壮阳，益精，祛风湿。用于肾阳虚，症见神疲乏力，精神不振，腰膝酸软，少腹阴器发凉，精冷滑泄，肢冷尿频，性欲低下，功能性勃起功能障碍等。亦可用于改善类风湿关节炎肾阳不足、风寒痹阻证引起的关节疼痛、肿胀症状。

【用法与用量】口服。一次 3 粒，一日 3 次，4 周一疗程。

【不良反应】 少数患者可出现皮肤过敏、恶心、胃胀、胃脘灼热感。

【禁忌】 尚不明确。

【注意事项】

1．阴虚火旺者或有药物过敏史、过敏体质者请在医师指导下服用。

2．有恶心、呕吐、头晕等不适症状者，饭后、减量服用，或遵医嘱。

3．在用于改善类风湿关节炎肾阳不足、风寒痹阻证引起的关节疼痛、肿胀症状时，可根据病情同时应用 MTX、强的松等。

【规格】 每粒装 0.42g。

【贮藏】 密封。

【药理作用】 复方玄驹胶囊[1]具有祛风除湿作用，对大鼠佐剂性足肿胀和角叉菜胶所致足肿胀具有显著的预防和抑制作用。能够显著抑制小鼠腹腔毛细血管通透性增高和巴豆油致小鼠耳水肿；对于小鼠的网状内皮系统吞噬功能及小鼠迟发性过敏反应有明显的抑制作用，可调节机体的免疫功能；可显著抑制羧甲基纤维素刺激诱发的腹腔渗出液量及白细胞数增加；抑制棉球肉芽组织的形成。

玄驹（蚂蚁）被誉为微型动物营养宝库，含有多种氨基酸、微量元素、辅酶及维生素，具有补肾益精作用；动物试验表明玄驹制剂能够增强受试动物阴茎勃起功能和交配能力，使捕捉率和交配率显著增加，并可明显提高抗氧化酶活力，而淫羊藿富含具有抗氧化作用的黄酮类化合物，从而改善因活性氧（ROS）产生过多而导致的精子活力低下[2-4]。

【临床报道】将130例慢性非细菌性前列腺炎患者随机分为治疗组（65例）和对照组（65例），在健康教育基础上，治疗组给予复方玄驹胶囊口服，对照组给予舍尼通口服。4周后，治疗组总有效率为78.5%（51/65），对照组总有效率为64.6%（42/65），2组比较差异有统计学意义（$P < 0.05$）。治疗组患者在治疗后慢性前列腺炎症状评分（NIH-CPSI）与治疗前比较差异有统计学意义（$P < 0.05$）。治疗后，治疗组较对照组在畏寒肢冷、腰膝酸痛、精神萎靡、尿后滴沥等症状改善上差异有统计学意义（$P < 0.05$）[5]。120例Ⅲ型前列腺炎患者口服复方玄驹胶囊治疗4周后显效率34.2%，有效率31.6%，总有效率65.8%，无效率34.2%[6]。

【参考文献】

[1] Wang Y X, JiaW.Studies on the anti-inflammatory effect of Compound Xuanju Capsule [J].U.S.Chinese Journal of Medicine（美国中华医药杂志），2001，7（6）：6-10.

[2] 蔡健，邓哲献，蒋海波.复方玄驹胶囊治疗勃起功能障碍的疗效观察 [J].中华男科学杂志，2006，12（6）：568-569.

[3] 王忠，袁国英，张继贵，等.复方玄驹口服液补肾壮阳药效学研究 [J].中药新药与临床药理，1996，7（2）：51-53.

[4] 刘海.试述自由基及抗自由基中药 [J].实用中医药杂志，2007，23（5）：327-328.

[5] 李海松，孙松，王彬，等.复方玄驹胶囊与舍尼通治疗慢性非细菌性前列腺炎疗效比较 [J].中国医药，2011，06（2）：206-207.

[6] 朱选文，陈昭典，姚晓霖，等.复方玄驹胶囊治疗Ⅲ型前列腺炎疗效初步观察 [J].中国男科学杂志，2010，24（8）：56-57.

附二

治疗前列腺炎常用中成药简表

适宜证型	药物名称	功能	主治病症	用法用量	备注
湿热蕴结证	八正合剂（胶囊）	清热，利尿，通淋。	用于湿热下注，小便短赤，淋沥涩痛，口燥咽干。	合剂：口服。一次15～20ml，一日3次，用时摇匀。 胶囊：口服。一次4粒，一日3次。	合剂：药典，医保 胶囊：医保
	龙胆泻肝丸	清肝胆，利湿热。	用于肝胆湿热，头晕目赤，耳鸣耳聋，耳肿疼痛，胁痛口苦，尿赤涩痛，湿热带下。	口服。水丸一次3～6g，大蜜丸一次1～2丸，一日2次。	医保，药典
	热淋清颗粒	清热解毒，利尿通淋。	用于湿热蕴结，小便黄赤，淋漓涩痛之症；尿路感染，肾盂肾炎见上述证候者。	开水冲服。一次1～2袋，一日3次。	药典，医保
	癃清片	清热解毒，凉血通淋。	用于热淋所致的尿频、尿急、尿短、尿痛、腰痛、小腹坠胀等症。	口服。一次6片，一日2次；重症一次8片，一日3次。	片剂：药典，基药，医保
	银花泌灵片	清热解毒，利湿通淋。	用于急性肾盂肾炎、急性膀胱炎下焦湿热证，症见发热恶寒、尿频急、尿道刺痛或尿血、腰痛等。	口服。一次4片，一日4次，2周为一疗程，可连服3个疗程；或遵医嘱。	医保
	萆薢分清丸	分清化浊，温肾利湿。	用于肾不化气，清浊不分所致的小便频数，时下白浊，凝如膏脂，头昏无力，腰膝酸软，舌淡苔腻，脉细弱无力之白浊或膏淋。	口服。一次6～9g，一日2次。	药典
	野菊花栓	抗菌消炎。	用于前列腺炎及慢性盆腔炎等疾病。	纳肛。一次1粒，一日1～2次；或遵医嘱。	医保，药典

适宜证型	药物名称	功能	主治病症	用法用量	备注
湿热蕴结证	前列回春胶囊	益肾回春，活血通淋，清热解毒。	用于慢性前列腺炎以及由前列腺炎引起的尿频、尿急、尿道涩痛、淋浊、性欲减退、阳萎早泄等症。	口服。一次5粒，一日2~3次。	
气滞血瘀证	前列倍喜胶囊	清利湿热，活血化瘀，利尿通淋。	用于湿热瘀阻所致的小便不利，淋漓涩痛，以及前列腺炎、前列腺增生症见上述证候者。	饭前服。一次6粒，一日3次，20天为一疗程；或遵医嘱。	
	前列舒通胶囊	清热利湿，化瘀散结。	用于慢性前列腺炎、前列腺增生症湿热瘀阻证，症见尿频、尿急、尿淋沥、会阴、下腹或腰骶部坠胀或疼痛，阴囊潮湿等。	口服。一次3粒，一日3次。	
	前列欣胶囊	活血化瘀，清热利湿。	用于治疗瘀血凝聚，湿热下注所致的慢性前列腺炎及前列腺增生症的症状改善。症见尿急，尿痛，排尿不畅，滴沥不净等。	口服。一次4~6粒，一日3次；或遵医嘱。	药典，医保
	前列通瘀胶囊	活血化瘀，清热通淋。	用于慢性前列腺炎属瘀血阻滞兼湿热内蕴证，症见尿频，尿急，尿后余沥不尽，会阴、下腹或腰骶部坠胀疼痛，或尿道灼热，阴囊潮湿，舌紫黯或有瘀斑，舌苔黄腻等。	口服。一次5粒，一日3次，1个月为一疗程，饭后服用。	

续表

适宜证型	药物名称	功能	主治病症	用法用量	备注
气滞血瘀证	前列通片	清利湿浊，化瘀散结	用于湿热蕴结下焦所致的轻中度癃闭，症见排尿不畅、尿线变细，小便频数，可伴尿急、尿频或疼痛；前列腺炎或前列腺增生症见上述证候者。	口服。大片一次4片，小片一次6片，一日3次。	药典，医保
	前列安栓	清热利湿通淋，化瘀散结止痛	用于湿热瘀血壅阻证所引起的少腹痛、会阴痛、睾丸疼痛、排尿不利、尿频、尿痛、尿道口滴白、尿道不适等症。可用于精浊、白浊、劳淋（慢性前列腺炎）等病见以上证候者。	将药栓置入肛门约3~4cm处。一次1粒，一日1次，1个月为一疗程；或遵医嘱。	医保
阴虚火旺证	知柏地黄丸	滋阴降火。	用于阴虚火旺，潮热盗汗，口干咽痛，耳鸣遗精，小便短赤。	口服。规格（1）大蜜丸，一次1丸，一日2次；规格（2）、（6）浓缩丸，一次8丸，一日3次；规格（3）、（5）水蜜丸，一次6g，一日2次；规格（4）小蜜丸，一次9g，一日2次。	基药，医保，药典
	左归丸	滋肾补阴。	用于真阴不足，腰酸膝软，盗汗遗精，神疲口燥。	口服。一次9g，一日2次。	医保
肾阳虚损证	右归丸（胶囊）	温补肾阳，填精止遗。	用于肾阳不足，命门火衰，腰膝酸冷，精神不振，怯寒畏冷，阳痿遗精，大便溏薄，尿频而清。	丸剂：口服。小蜜丸一次9g，大蜜丸一次1丸，一日3次。胶囊：口服。一次4粒，一日3次。	丸剂：药典，医保 胶囊：医保

适宜证型	药物名称	功能	主治病症	用法用量	备注
肾阳虚损证	济生肾气丸（片）	温肾化气，利水消肿。	用于肾阳不足、水湿内停所致的肾虚水肿、腰膝酸重、小便不利、痰饮咳喘。	丸剂：口服。水蜜丸一次6g，小蜜丸一次9g，大蜜丸一次1丸，一日2～3次。片剂：口服。一次6片，一日3次。	丸剂：基药，医保，药典片剂：医保
	前列舒丸	扶正固本，益肾利尿。	用于肾虚所致的淋症，症见尿频、尿急、排尿滴沥不尽；慢性前列腺炎及前列腺增生症见上述证候者。	口服。水蜜丸一次6～12g，大蜜丸一次1～2丸，一日3次；或遵医嘱。	药典，医保
	复方玄驹胶囊	温肾，壮阳，益精，祛风湿。	用于肾阳虚，症见神疲乏力，精神不振，腰膝酸软，少腹阴器发凉，精冷滑泄，肢冷尿频，性欲低下，功能性勃起功能障碍等。亦可用于改善类风湿关节炎肾阳不足、风寒痹阻证引起的关节疼痛、肿胀症状。	口服。一次3粒，一日3次，4周一疗程。	

良性前列腺增生症

良性前列腺增生症（benign prostatic hyperplasia, BPH）是引起中老年男性排尿障碍原因中最为常见的一种良性疾病。主要表现为以组织学上的前列腺间质和腺体成分的增生、解剖学上的前列腺增大（BPE）、下尿路症状（LUTS）为主的临床症状以及尿动力学上的膀胱出口梗阻（BOO）。

组织学上 BPH 的发病率随年龄的增长而增加，最初通常发生在 40 岁以后，到 60 岁时大于 50％，80 岁时高达 83％。与组织学表现相类似，随着年龄的增长，排尿困难等症状也随之增加。大约有 50％ 组织学诊断 BPH 的男性有中度到重度下尿路症状。

BPH 的发生须具备年龄的增长及有功能的睾丸两个重要条件。BPH 与雄激素有关，但不能完全解释，BPH 并不发生于雄激素较高的青年而发生于雄激素已经下降的老年，故近年来人们开始从其他角度研究与认识。相关因素有：雄激素及其与雌激素的相互作用、前列腺间质 – 腺上皮细胞的相互作用、细胞凋亡、各种生长因子、炎症细胞、神经递质及遗传因素等。

前列腺分为外周带、中央带、移行带和尿道周围腺体区。所有 BPH 结节发生于移行带和尿道周围腺体区。早期移行带结节主要为腺体组织的增生，早期尿道周围腺体区的结节为间质成分。在前列腺和膀胱颈部有丰富的 α 受体，尤其是 α_1 受体，激活这种受体可明显提高前列腺尿道阻力。

前列腺增生导致后尿道延长、受压变形、狭窄和尿道阻力增加，引起膀胱高压并出现相关排尿期症状。随着膀胱压力的增加，出现膀胱逼尿肌代偿性肥厚、逼尿肌不稳定并引起相关储尿期症状。如梗阻长期未能解除，逼尿肌则失去代偿能力。继发于 BPH 的上尿路改变，如肾积水及肾功能损害，其主要原因是膀胱高压所致尿潴留以及输尿管返流。尿液滞留易继发泌尿系感染，多为下尿路感染，严重者可继发上尿路感染，梗阻和感染均是下尿路结石形成的局部因素。

BPH引起的下尿路症状主要表现为储尿期症状、排尿期症状、排尿后症状及相关合并症。各种症状可先后出现或在整个病程中进行性发展。部分患者可以出现膀胱过度活动症（OAB）的表现，即一种以尿急症状为特征的症候群，常伴有尿频和夜尿症状，可伴或不伴有急迫性尿失禁。BPH的诊断需要根据症状、体格检查尤其是直肠指诊、影像学检查、尿动力学检查及内镜检查等综合判断。BPH的治疗主要包括观察等待、药物治疗及外科治疗。治疗目的是改善患者的生活质量同时保护肾功能。具体治疗方法的选择应根据患者症状的轻重，结合各项辅助检查、当地医疗条件及患者的依从性等综合考虑。

良性前列腺增生症是男性最常见的良性肿瘤，因其以进行性尿频、排尿困难和尿潴留为主要临床表现，故属中医的"癃闭"范畴。因其是发生在精室（前列腺和精囊同属于中医的精室——奇恒之腑之一）的癃闭，故《中华人民共和国中医药行业标准·中医病证诊断疗效标准》将其命名为"精癃"。

一、中医病因病机分析及常见证型

在中医理论中，膀胱的生理功能可概括为：通过其气化功能而主司小便。若膀胱气化功能正常，则溺窍开合有常，开则小便畅快而出于外（排尿期），合则小便蓄积而留于内（储尿期）。然而膀胱气化功能的正常发挥，有赖于脾的运化和肾的气化功能。

在中医理论中，脾的生理功能之一是主运化，即运化水谷与运化水液，后者是指脾对水液有吸收、转输和布散功能。脾位于人体中焦，故在水液代谢中起着重要的枢纽作用：一是摄入到人体的水液，需经过脾的运化转输，气化成津液（水中有营养的部分，如组织间液、血液中的水浆部分、关节液、脑脊液等），通过心肺而到达周身脏腑组织器官（包括膀胱），发挥其濡养与滋润作用；二是代谢后的水液及某些废物，亦要经过脾的转输而至肾，再通过肾的气化作用，化为尿液储存于膀胱继而排出体外，以维持人体水液代谢的协调平衡。因此，只有脾气强健，运化水液的功能才能正常发挥，防止水液在体内发生不正常的停滞，如停滞于膀胱而不能正常排出；脾气对膀胱的濡养作用（也是脾主肌肉的具体体现）决定了膀胱逼尿肌的排空能力（膀胱气化功能的一部分）。

在中医理论中，肾的生理功能之一是主气化，所谓气化，就是指气与津液的新陈代谢和相互转化。肾主气化，就是经过肾的温煦蒸腾作用使津液化为气（可能相当于肾的重吸收作用和肾盂逆流），再经过肾的作用使气化为津液（可能相当于肾的滤过作用并产生尿液注入膀胱）。肾的气化作用还司膀胱的开合功能，若肾的气化功能正常，则膀胱开合有常度，使尿液该排则排。肾的另一生理功能是封藏固摄，可以防止精气津液过度排泄与亡失（固摄水精），其中之一就是调节膀胱的开合功能，使尿液该蓄则蓄。因此，肾气在维持人体水液代谢的协调平衡方面起着重要的作用。只有肾气强健，则气化水液和固摄水精的功能才能正常发挥，防止水液停滞于膀胱而不能正常排出，或水液得不到有效固摄而遗漏于外。肾精对膀胱的濡养作用（也是肾藏精主水的具体体现）也决定了膀胱逼尿肌的排空能力（膀胱气化功能的一部分）。

BPH 性癃闭的病位在膀胱，其基本病理变化即是膀胱气化功能发生了异常。究其原因，一是脾肾虚弱之运化气化不足，以致膀胱气化无力，也即"气虚而闭"；二是膀胱湿热瘀血闭阻之气化受阻，也即"气实而闭"。

脾肾虚弱之运化与气化不足：若脾肾运化气化失司，则必然导致膀胱气化不利，开合失常，于是发生 BPH 性癃闭。中焦脾虚气陷，不能运化水湿和统摄水液；下焦肾虚气弱，不能气化水液和固摄水精。两者均导致膀胱气化无力、开合失常，也即无力施展其功能，故而水液既不能蓄（尿溢失禁），又癃而难出（排尿困难和尿潴留）。引起脾肾功能失调的常见原因有外感风寒、湿热，饮食不节，思虑过度，情志不遂，年老体弱，劳倦过度，久病失养等。

膀胱湿热瘀血闭阻之气化受阻：膀胱为洁净之腑，其气化功能的正常发挥亦有赖于其自身的洁净、清畅。若被湿热或/和瘀血阻塞其窍，则气化受阻，亦可致 BPH 性癃闭。膀胱气化受阻、开合失常，也即无法施展其功能，故而小便癃而不爽（排尿困难）、闭而不通（尿潴留）。湿热源于过食辛辣酒醇、酿积而生，或感受湿热而来；瘀血源于感受外寒、寒凝络脉，或湿热蕴久生滞生瘀，或房劳竭力憋尿过久、血瘀膀胱所致。

本病常见证型有脾虚气陷证、肾阴不足证、肾阳不足证、湿热下注证、膀胱瘀阻证、膀胱湿热瘀阻证、肾虚湿热瘀阻证。

二、辨证选择中成药

1. 脾虚气陷证

【临床表现】小便滴沥不爽，小腹坠胀，排尿无力，或尿溢不禁；伴倦怠少气，气短懒言，面色黄白，食欲不振，或气坠肛脱；舌淡苔白，脉沉细弱。

【辨证要点】（1）排尿症状：小便滴沥不爽，小腹坠胀，排尿无力，或尿溢不禁；（2）脾虚症状：倦怠少气，气短懒言，面白纳差；（3）舌淡苔白。

【病机简析】清气不升则浊阴不降，故小便不利。中气下陷，升提无力，故小腹坠胀，气坠肛脱，排尿无力，或尿溢不禁。脾气虚弱，运化无力，故伴倦怠少气，气短懒言，面色黄白，食欲不振。

【治法】益气升清，通利降浊。在健脾益气、升举清阳的基础上，加强淡渗通利、利湿降浊的作用。

【辨证选药】可选用补中益气丸（口服液、合剂）等。

此类中成药常用炙黄芪、党参、炒白术、炙甘草、陈皮等健脾益气，柴胡、升麻等升举清阳，从而达到升清以降浊（浊降即尿液排出通畅）的作用。可配合桂枝、茯苓、泽泻、车前子、牛膝等煎汤送服，以加强淡渗通利、利湿降浊的作用。上述药物同用，共收益气升清，通利降浊之功。

2. 肾阴不足证

【临床表现】小便频数不爽，淋漓不尽；伴头晕目眩，腰酸腿软，失眠多梦，神疲倦怠，咽干口燥；舌红少苔，脉细数。阴虚有热者，伴有五心烦热，尿少赤热。

【辨证要点】（1）排尿症状：小便频数不爽，淋漓不尽；（2）肾阴虚症状：头晕目眩，腰酸腿软，失眠多梦，神疲倦怠，咽干口燥；（3）舌红少苔。

【病机简析】阴虚生内热，热郁于膀胱，膀胱气化不利，故小便频数不爽，淋漓不尽。肾阴不足，脑、骨失养，故头晕目眩，腰酸腿软。肾水亏虚，无法制约心火，则失眠多梦。肾阴不足，相火妄动，虚火内生，故咽干口燥。

【治法】滋阴渗利，消瘀散结。酌情伍用活血散瘀，通利膀胱的中成药。

【辨证选药】可选用知柏地黄丸、普乐安胶囊（片）。

此类中成药常用熟地黄、山茱萸、山药、女贞子等滋阴补肾，知母、黄柏、茯苓、泽泻、牡丹皮泻火渗湿利水，从而达到滋阴渗利的作用。肾阴不足，阴虚火旺证多兼瘀血结聚，故常配伍消瘀通络之川牛膝、莪术、地龙。阴阳互根，互为依从，阴虚虽生虚火，但真阳亦损。肾阴不足，阳无以化，肾阳气化功能亦相对不足。故在补阴的基础上加用了助阳化气之品，如菟丝子、猪茯苓、肉桂等。

3. 肾阳不足证

【临床表现】小便不通或滴沥不爽，排出无力，或尿溢失禁；伴神疲怯弱，腰酸腿软，肢寒怕冷，面色㿠白，唇甲色淡；舌淡苔白，脉沉细弱。

【辨证要点】（1）排尿症状：小便不通或滴沥不爽，排出无力，或尿溢失禁；（2）肾阳虚症状：神疲怯弱，腰酸腿软，肢寒怕冷，面色㿠白，唇甲色淡；（3）舌淡苔白。

【病机简析】命门火衰，气化不及州都，故小便不通或滴沥不爽，排出无力，或尿溢失禁。面色㿠白，神疲怯弱，唇甲色淡，则是元气衰惫之征。肾阳不足，下焦虚寒，故腰酸腿软，肢寒怕冷。

【治法】温阳化气，行水通窍。肾阳虚衰伴有膀胱湿热蕴结者，注意配合清热利湿法；肾阳不足兼有膀胱气滞血瘀者，配合行气活血法。

【辨证选药】可选用济生肾气丸（片）、普乐安胶囊（片）、前列舒丸、古汉养生精。

此类中成药多由制附子、肉桂或桂枝、淫羊藿、韭菜子、炙黄芪、菟丝子、金樱子等药物组成，可发挥温阳化气的作用。然而阴阳互根，互为依从。阳虚虽生虚寒，但真阴亦损。肾阴不足，阳无以化，肾阴充足，肾阳气化功能才能恢复正常。故常在补阳的基础上，配合熟地黄、山茱萸、山药、黄精、枸杞子、女贞子等养阴的药物，以达到阴生阳长的作用；配伍茯苓、泽泻、车前子、薏苡仁、冬瓜子、苍术等利湿行水的药物，共收温阳化气，行水通窍之效；选用牛膝、桃仁等活血化瘀药物，从而达到通窍的作用。

4. 湿热下注证

【临床表现】小便频数不爽，尿黄而热或涩痛，或小便不通，少腹坠胀或拘急或胀痛，口苦口黏，大便秘结，舌红苔腻或黄腻，脉数。

【辨证要点】（1）排尿症状：小便频数不爽，或小便不通；（2）膀胱湿热症状：尿黄而热或涩痛，少腹坠胀或拘急或胀痛，口苦口黏，大便秘结；（3）舌红苔腻或黄腻。

【病机简析】湿热下注，壅积于膀胱，膀胱气化不利，故小便频数不爽，尿黄而热或涩痛，或小便不通，少腹坠胀或拘急或胀痛。湿热内盛，津液不布，故口苦口黏，大便秘结。

【治法】清热化湿，通利膀胱。湿热蕴积，阻塞溺窍，不仅影响膀胱气化，且多影响气血流畅，故临证多配以助膀胱气化和行气活血之法。湿热留恋，肾阴已伤者，按肾阴不足证治疗。

【辨证选药】可选用八正合剂（胶囊）、癃清片（胶囊）、清淋颗粒。

此类中成药多由瞿麦、萹蓄、车前子、滑石、川木通、泽泻、栀子、灯心草、黄连、黄柏等药物组成，可发挥清热化湿的作用。在此基础上多配合败酱草、白花蛇舌草、金银花、牡丹皮、赤芍、大黄等清热解毒凉血的药物，以增强通利膀胱之效；选用肉桂等以助膀胱气化；选用生蒲黄、琥珀粉等以加强活血通窍作用。

5. 膀胱瘀阻证

【临床表现】小便排出不畅或小便不通，少腹坠胀或拘急或胀痛，或伴尿血、血块；舌质紫黯或有暗蓝斑点，脉涩或弦。

【辨证要点】（1）排尿症状：小便排出不畅或小便不通；（2）膀胱瘀阻症状：少腹坠胀或拘急或胀痛，或伴尿血、血块；（3）舌质紫黯或有暗蓝斑点。

【病机简析】瘀血阻塞于内，故小便排出不畅或小便不通。砂石淤结损伤尿路，故可见尿血、血块。血瘀则气滞，故少腹坠胀或拘急或胀痛。

【治法】活血散瘀，通利膀胱。瘀血阻滞溺窍，影响膀胱气化，故临证多配以助膀胱气化之品，如桂枝、肉桂、乌药等。

【辨证选药】可选用泽桂癃爽胶囊、桂枝茯苓胶囊、前列欣胶囊。

此类中成药多由泽兰、皂角刺、桃仁、红花、没药、丹参、王不留行、川楝子、牡丹皮、赤芍等药物组成，可发挥活血化瘀散结的作用。在活血散瘀中多配合茯苓、石韦等渗利水湿的药物，以增强通利膀胱之效；选用桂枝或肉桂等以助膀胱气化。

6. 膀胱湿热瘀阻证

【临床表现】小便排出不畅或小便排出困难，尿频尿急，滴沥不净，尿黄而热或涩痛，少腹坠胀或拘急或胀痛，口苦口黏，大便秘结，或伴尿血、血块；舌质黯红或有暗蓝斑点，舌苔腻或黄腻，脉涩或弦或数。

【辨证要点】（1）排尿症状：小便排出不畅或小便排出困难；（2）膀胱湿热瘀阻症状：小便淋沥或涩痛，尿黄而热，少腹坠胀或拘急或胀痛，口苦口黏，大便秘结，或伴尿血、血块；（3）舌质黯红，舌苔腻或黄腻。

【病机简析】湿热瘀血壅积于膀胱，故小便排出不畅或小便排出困难，尿频尿急，滴沥不净，尿黄而热或涩痛。血瘀则气滞，故少腹坠胀或拘急或胀痛。湿热内盛，津液不布，故口苦口黏，大便秘结。砂石淤结损伤尿路，故可见尿血、血块。

【治法】清热化湿，活血散瘀，通利膀胱。

【辨证选药】可选用前列倍喜胶囊、前列欣胶囊、翁沥通胶囊、前列平胶囊、前列通片、尿塞通片、前列安通片（胶囊）。

此类中成药一方面由石韦、黄柏、车前子、薏苡仁、川木通、栀子、泽泻、赤芍、败酱草、蒲公英、金银花、猪鬃草等药物发挥清热化湿、解毒通淋的作用；另一方面由王不留行、桃仁、红花、丹参、乳香、没药、川楝子、乌药、大黄、琥珀、泽兰、两头尖、刺猬皮等药物发挥活血散瘀、通利消肿的作用。多配合旋覆花、陈皮、浙贝母、皂角刺、蟋蟀等化痰行水、散结消肿的药物，以增强通利膀胱之效；配伍肉桂、小茴香等助膀胱气化药物，共收清热化湿，活血散瘀，通利膀胱的之效。

7. 肾虚湿热瘀阻证

【临床表现】小便排出不畅或小便排出困难，排出无力，尿频尿急，滴沥不净，尿黄而热或涩痛，少腹坠胀或拘急，腰膝酸软，神疲乏力，脉细或弱。

【辨证要点】（1）排尿症状：小便排出不畅或小便排出困难；（2）膀胱湿热瘀阻症状：小便淋沥或涩痛，尿黄而热，少腹坠胀或拘急；（3）肾虚症状：腰膝酸软，神疲乏力，排尿无力，脉细或弱。

【病机简析】肾虚兼有湿热瘀阻壅积于膀胱，故小便排出不畅或小便排出困难，排出无力，尿频尿急，滴沥不净，尿黄而热或涩痛。血瘀则气滞，故少腹坠胀或拘急或胀痛。腰为肾之府，肾虚，不能温养筋骨腰膝，故腰膝酸软。

【治法】补肾活血，清热化湿，通利膀胱。

【辨证选药】可选用癃闭舒胶囊、前列舒乐颗粒。

此类中成药的组方包括三部分：一是以淫羊藿、黄芪、补骨脂等发挥补肾益气的作用；二是以金钱草、海金沙、车前草等药物发挥清热化湿的作用；三是以益母草、琥珀、山慈菇、川牛膝、蒲黄等药物发挥活血化瘀、散结消肿的作用。

三、用药注意

在应用中成药治疗时应注意掌握好用药指征：中成药一般用于残余尿在 60 ~ 70ml 以内，无绝对外科手术指征者。选择药物治疗的患者应定期随访并进行初步评估检查，以了解治疗是否有效，有无副作用，是否出现临床进展以及 BPH 和相关合并症和 / 或绝对手术指征，并确定是否需要改变治疗计划。如果患者病情稳定，每年至少复查一次。

附一

常用治疗良性前列腺增生症的中成药药品介绍

（一）脾虚气陷证常用中成药品种

补中益气丸（口服液、合剂）

【处方】炙黄芪、党参、炒白术、炙甘草、陈皮、当归、柴胡、升麻。

【功能与主治】补中益气，升阳举陷。用于脾胃虚弱、中气下陷所致的泄泻、脱肛、阴挺，症见体倦乏力、食少腹胀、便溏久泻、肛门下坠或脱肛、子宫脱垂。

【用法与用量】

丸剂：口服。小蜜丸一次 9g，大蜜丸一次 1 丸，水丸一次 6g，一日 2～3 次。

口服液：口服。一次 10ml，一日 2～3 次。

合剂：口服。一次 10～15ml，一日 3 次。

宜空腹或饭前服为佳，亦可在进食同时服。

【禁忌】尚不明确。

【注意事项】

1．忌食生冷、油腻、不易消化食物。不适用于暴饮暴食、脘腹胀满实证者。

2．感冒发热及阴虚内热者不宜服用。不宜和感冒类药同时服用。

3．有高血压、心脏病、肝病、糖尿病、肾病等慢性病严重者应在医师指导下服用。

4．不宜同时服用藜芦或其制剂。

5．儿童、孕妇、哺乳期妇女应在医师指导下服用。

6．服药4周症状无缓解，应去医院就诊。

7．对本品过敏者禁用，过敏体质者慎用。

8．本品性状发生改变时禁止使用。

9．儿童必须在成人监护下使用。

10．请将本品放在儿童不能接触的地方。

11．如正在使用其他药品，使用本品前请咨询医师或药师。

【规格】

丸剂：小蜜丸，每瓶装120g；大蜜丸，每丸重9g；水丸，每袋装6g。

口服液：每支装10ml。

合剂：（1）每支装10ml，（2）每瓶装100ml。

【贮藏】 密封，避光，置阴凉处。

【药理毒理】 本品有解痉、兴奋肌肉、抗肿瘤、抗雄及抑制前列腺增生作用。

· **对胃肠运动的影响** 本方水煎剂或丸剂的水混悬液对乙酰胆碱或氯化钡引起的家兔离体小肠痉挛性收缩有拮抗作用，对肾上腺素引起的家兔离体小肠收缩抑制也有拮抗作用。5mg/ml浓度对离体家兔十二指肠自发活动呈兴奋作用，20mg/ml时则呈抑制作用[1-2]。

· **对血压和心率的影响** 本方小剂量可兴奋蛙心肌，使其收缩力增强，过量则呈抑制作用。十二指肠给药可升高麻醉大鼠的收缩压、舒张压和平均血压，使心率减慢[3]。

·**兴奋子宫作用** 本方醇提取剂对在体子宫及其周围组织有选择性兴奋作用，且其对子宫的兴奋作用不受阿托品的影响；也能兴奋离体家兔子宫[4]。

·**抗肿瘤、抗突变作用** 本方水煎剂能降低 N-亚硝基肌氨酸乙酯诱发小鼠胃鳞癌的发生率，延长接种宫颈癌小鼠的生存期并使瘤体缩小；减低正常小鼠血清谷丙转氨酶活性，增加荷瘤小鼠红细胞数，提高血清白蛋白、球蛋白比值，增加白蛋白和甲种球蛋白量，降低丙种球蛋白量，提高小鼠抗疲劳能力，从而改善荷瘤小鼠的蛋白质代谢[5]。本方水煎剂可提高环磷酰胺对小鼠 S180 的抗癌活性，对抗环磷酰胺所致的染色体畸变，对环磷酰胺引起的血细胞下降有升高作用，并可使红白细胞升高至正常；可使脾脏髓外红幼细胞弥漫性增生，淋巴母细胞增生活跃[6]。可减轻化疗、放疗及手术等联合治疗癌肿时所出现的食欲不振、体力下降、白细胞减少及贫血等副作用[7]。

·**抗雄作用** 用 40 只成年雄性 Wistar 大鼠皮下定量递增注射吗啡 5d，建立吗啡依赖大鼠模型。d6 停止注射吗啡，观察大鼠的戒断反应。自 d7 开始，除正常对照组和吗啡戒断组外，实验组每天分别给予不同剂量的补中益气汤。5 周后测定大鼠血清睾酮和雌激素水平；摘取前列腺，称体重及前列腺湿重，计算前列腺指数。结果：不同剂量的补中益气汤明显降低吗啡戒断大鼠前列腺湿重、前列腺指数和血清睾酮水平，有升高大鼠血清雌二醇的作用，中剂量和大剂量作用明显（$P < 0.01$）。提示补中益气汤抑制吗啡戒断大鼠前列腺组织增生的作用与血清性激素水平变化有关[8]。

·抑制前列腺增生作用　桂枝茯苓丸联合补中益气丸各剂量组前列腺指数指标均明显低于模型组，试验药高、中剂量组指标与阳性对照组比较有显著性差异。桂枝茯苓丸联合补中益气丸可能降低良性前列腺增生模型大鼠的前列腺指数水平，从而抑制前列腺细胞增殖和促进凋亡，达到抑制良性前列腺增生的作用[9]。补中益气汤和补阳还五汤均可明显抑制大鼠前列腺增生，抑制大鼠血清酸性磷酸酶水平升高，其中补中益气汤的作用比补阳还五汤的作用更加明显[10]。

【临床报道】

1．内服加味补中益气汤（基本组方：黄芪、白术、陈皮、柴胡、党参、当归、甘草、金钱草、穿山甲、王不留行、砂仁、车前子、益智仁）治疗良性前列腺增生症患者 60 例，服药 10 剂以上随访 3 月。结果：治愈 15 例，占 25.0%；显效 28 例，占 46.7%；好转 9 例，占 15.0%；无效 8 例，占 13.3%，总有效率为 86.7%[11]。

2．内服加味补中益气汤（基本方：黄芪 30g、党参 15g、白术 10g、当归 10g、陈皮 10g、柴胡 10g、升麻 6g、桔梗 10～15g、乌药 6～10g、炮穿山甲 6～10g、炙甘草 3g）治疗良性前列腺增生症 33 例，煎汤取汁 300ml，分 3 次口服，餐前 30min 温服，每日 1 剂。1 个月后，改汤为丸，每次 10～15g，每日 3 次。治疗 1 个月为 1 个疗程，服药 2 个疗程后判定疗效。疗效标准参照 BPH 的中医诊断和疗效标准拟定（国家中医药管理局．中医病证诊断疗效标准．南京：南京大学出版社，1994）。结果：显效 13 例（39.4%），有效 14 例（42.4%），无效 6 例（18.2%），总有效率 81.8%。服药期间，均未见任何毒副反应[12]。

【参考文献】

[1] 王汝俊，王建华，邵庭荫，等.补中益气汤"调理脾胃"药理作用研究 [J].中药药理与临床，1987，3（2）：4.

[2] 朱自平，苗爱蓉，阎惠勤，等.白术及其复方对家兔离体小肠运动的影响 [J].中成药研究，1982，（12）：26.

[3] 谢人明，冯英菊，刘小平，等.补中益气丸的心血管作用及耐缺氧作用 [J].中药药理与临床，1991，7（6）：9.

[4] 顾小痴，杜粹伯，张丽蓉，等.中药补中益气汤治疗子宫脱垂疗效及其药理学研究的初步报告 [J].天津医药，1960，（1）：4.

[5] 中医研究院中药研究所.补中益气汤对实验性肿瘤发生发展影响的初步观察 [J].中医药参考，1977，（3）：20.

[6] 季宇彬，江蔚新，张秀娟，等.补中益气汤对环磷酰胺抗癌活性和毒性的影响 [J].中国中药杂志，1989，14（3）：48.

[7] 锅谷欣市.肿瘤的汉方治疗 [J].国外医学·中医中药分册，1987，9（5）：52.

[8] 廖泽云.补中益气汤对吗啡戒断大鼠前列腺指数和血清性激素的影响 [J].中国药物依赖性杂志，2006，15（2）：25-27.

[9] 王佟，曹余光，刘莹.桂枝茯苓丸联合补中益气丸对去势大鼠前列腺增生作用机制的研究 [J].中国实验方剂学杂志，2010，16（17）：154-157.

[10] 廖泽云，姜锦林，李玉山.补中益气汤和补阳还五汤对大鼠前列腺增生影响的实验研究 [J].中医药学刊，2006，24（4）：722-724.

[11] 何政远.加味补中益气汤治疗前列腺增生60例 [J].成都中医药大学学报，2006，29（4）：32.

[12] 卢泓，艾华，陈克军 . 补中益气汤加味治疗良性前列腺增生症33例 [J]. 广西中医药，2002，25（6）：47-48.

（二）肾阴不足证常用中成药品种

知柏地黄丸

【**处方**】熟地黄、山茱萸（制）、山药、知母、黄柏、茯苓、泽泻、牡丹皮。

【**功能与主治**】滋阴降火。用于阴虚火旺，潮热盗汗，口干咽痛，耳鸣遗精，小便短赤。

【**用法与用量**】口服。规格（1）大蜜丸，一次1丸，一日2次；规格（2）、（6）浓缩丸，一次8丸，一日3次；规格（3）、（5）水蜜丸，一次6g，一日2次；规格（4）小蜜丸，一次9g，一日2次。

【**禁忌**】尚不明确。

【**注意事项**】

1．孕妇慎服。

2．虚寒性病证患者不适用，其表现为怕冷，手足凉，喜热饮。气虚发热及实热者慎用。

3．感冒者慎用，不宜和感冒类药同时服用。

4．本品宜空腹或饭前用开水或淡盐水送服。服药期间忌食辛辣、油腻食物。

5．服药1周症状无改善，应去医院就诊。

6．按照用法与用量服用，小儿应在医师指导下服用。

7．对本品过敏者禁用，过敏体质者慎用。

8．本品性状发生改变时禁止使用。

9．儿童必须在成人监护下使用。

10．请将本品放在儿童不能接触的地方。

11．如正在使用其他药品，使用本品前请咨询医师或药师。

【规格】（1）每丸重9g，（2）每10丸重1.7g，（3）每袋装6g，（4）每袋装9g，（5）每瓶装60g，（6）每8丸相当于原生药3g。

【贮藏】密封，避光，置阴凉处。

【药理毒理】本品有调节神经内分泌、增强免疫及抗肿瘤等作用。

· **调节神经内分泌**　知柏地黄丸可对抗瘦素诱导的幼龄雌鼠性早熟[1]，能提高肾上腺皮质激素型肾阴虚大鼠血浆皮质醇（CORT）、促肾上腺皮质激素（ACTH）、促肾上腺皮质激素释放激素（CRH）水平及肾上腺指数，恢复肾上腺组织形态和细胞正常分泌功能[2]。

· **增强免疫**　知柏地黄丸可提高肾上腺皮质激素致肾阴虚幼龄大鼠血清中IL-2、IL-6、IgG水平和脾指数；减轻氢化可的松引起的脾脏组织结构的改变，拮抗氢化可的松的免疫抑制作用[3]。

· **抗肿瘤**　知柏地黄丸对S180荷瘤小鼠具有一定的抑瘤作用，且有一定的量效关系，随着剂量的增加，抑瘤作用增强；与环磷酰胺对照组相比，在发挥抑瘤作用的同时，未对机体造成损伤，还在一定程度上增强了机体免疫器官的作用[4]。

【临床报道】将门诊118例BPH患者随机分为治疗组与对照组，治疗组口服知柏地黄丸和坦索罗辛，对照组仅每晚睡前服用坦索罗辛，疗程均为8周。治疗8周后两组患者的夜尿次数多、尿流细、射程短、排尿无力等症状均有不同程度好转。与治疗前比较，两组治疗后生活质量（QOL）评分和国际前列腺症状（IPSS）评分均降低（$P < 0.05$），残余尿显著减少（$P < 0.05$）。治疗组治疗后 IPSS、残余尿明显低于对照组（$P < 0.01$）。治疗后肝肾功能均无异常。结论：知柏地黄丸与坦索罗辛联合应用治疗BPH，可有效改善患者的主观症状与客观指标，无明显毒副作用。提示两种药物联合应用治疗良性 BPH 较为理想[5]。

【参考文献】

[1] 刘孟渊，徐雯，肖柳英，等.知柏地黄丸对瘦素诱导特发性性早熟模型小鼠的影响 [J].广州中医药大学学报，2008，25（6）：544.

[2] 史正刚，潘婴婴，张士卿.知柏地黄丸对肾上腺皮质激素型肾阴虚幼龄大鼠血浆 CORT、ACTH、CRH 及肾上腺指数和组织学结构的影响 [J].中国中医基础医学杂志，2006，12（3）：167.

[3] 史正刚，于霞，张士卿.知柏地黄丸对肾上腺皮质激素致肾阴虚幼龄大鼠免疫功能的影响 [J].中国实验方剂学杂志，2006，12（1）：62.

[4] 吕玉萍，张健，王冬梅，等.知柏地黄丸对 S180 荷瘤小鼠抑瘤作用的实验研究 [J].辽宁中医药大学学报，2009，11（11）：226.

[5] 戈宏焱，陈博，刘会龙，等.坦索罗辛联合知柏地黄丸治疗老年良性前列腺增生的临床观察 [J].临床医学工程，2011，18（2）：245-246.

普乐安胶囊（片）

【处方】 油菜花花粉。

【功能与主治】补肾固本。用于肾气不固所致的癃闭，症见腰膝酸软，排尿不畅，尿后余沥或失禁；慢性前列腺炎及前列腺增生症见上述证候者。

【用法与用量】

胶囊：口服。一次 4 ~ 6 粒，一日 3 次。

片剂：口服。一次 3 ~ 4 片，一日 3 次。

【禁忌】尚不明确。

【注意事项】

1．肝郁气滞，脾虚气陷所致癃闭者慎用。

2．服药期间禁食辛辣、生冷食物及饮酒。

3．感冒发热患者不宜服用。

4．本品宜饭前服用。

5．高血压、心脏病、肝病、糖尿病、肾病等慢性病患者应在医师指导下服用。

6．服药 2 周症状无缓解，应去医院就诊。

7．儿童、孕妇应在医师指导下服用。

8．对本品过敏者禁用，过敏体质者慎用。

9．本品性状发生改变时禁止使用。

10．儿童必须在成人监护下使用。

11．请将本品放在儿童不能接触的地方。

12．如正在使用其他药品，使用本品前请咨询医师或药师。

【规格】

胶囊：每粒装 0.375g。

片剂：每片重 0.57g（含油菜花粉 0.5g）。

【贮藏】密封，避光，置阴凉处。

【药理毒理】 普乐安胶囊（片）有抗前列腺增生、抗炎及利尿作用。

·抗前列腺增生 前列康片能抑制由丙酸睾丸素诱发的大鼠前列腺增生，缩小前列腺体积，减轻前列腺湿重，降低睾酮水平，提高雌二醇水平，抑制前列腺小叶增生[1]。另一项将其作为对照组的研究显示，与去势后皮下注射丙酸睾丸酮大鼠前列腺增生模型组相比，普乐安片组大鼠前列腺干湿质量及湿质量指数明显降低；在尿生殖窦植入引起的小鼠前列腺增生模型中，普乐安片组也可以降低前列腺腺体湿质量及湿质量指数，明显降低小鼠腺体组织中酸性磷酸酶含量[2]。

·抗炎 前列康片对前列腺组织内注入角叉菜胶所致的大鼠前列腺炎模型，可降低前列腺湿重，减轻镜下炎性改变[3]。可抑制醋酸致小鼠腹腔毛细血管通透性增高；对大鼠蛋清性足肿胀、甲醛性足肿胀以及棉球性肉芽肿均有抑制作用[4]。

·利尿 本品对正常和水负荷大鼠有利尿作用，可增加尿中K^+、Na^+排泄量[5]。

·其他 前列康片能增加子宫及卵巢湿重[5]。本品能增加兔微循环的血管管径、截面积、平均血流速率，平均血流量[6]。

·毒理 普乐安片 8g/kg 连续 6 个月口服灌胃给药，对大鼠无明显的不良影响，属安全剂量[7]。

【临床报道】 一项有关普乐安片治疗良性前列腺增生症疗效的研究显示：按 Cochrane 协作网工作手册的要求，制定相应的纳入、排除标准及检索策略。将在 CNKI、万方数据库及维普咨询网检索的随机对照试验用 Jadad 质量积分法评价文献质量，资料用个提议的表格提取，采用 Stata11.0 软件进行数据处理分析。共检索到符合标准的文献 5 篇，均为 RCT，包括受试患者 361 例，进行 Meta 分析，其极限情况具有可比性。通过比较用药前后 3 个判效指标，即国际前列腺症状评分（IPSS）、最大尿流量（Qmax）、生活质量（QOL），发现普乐安片治疗效果显著，且经过统计学分析后均有统计学意义。结论：普乐安片能改善良性前列腺增生引起的相关症状，其疗效优于对照组[8]。

【参考文献】

[1] 陈胜辉，罗萍萍，万卫斌，等．前列腺康复胶囊抑制前列腺增生的实验研究 [J]. 时珍国医国药，2000，11（7）：577.

[2] 徐平湘，成亮，高建，等．参桂前列爽胶囊抗实验性前列腺增生的研究 [J]. 首都医科大学学报，2008，29（2）：171-174.

[3] 许涛，戴宁，江安红，等．男炎消对大鼠实验性前列腺炎影响的病理学观察 [J]. 安徽中医学院学报，2001，20（1）：38.

[4] 陈志强，吴清和，王树声，等．前列清抑菌、抗炎和改善微循环作用的实验研究 [J]. 广州中医药大学学报，2000，17（2）：147.

[5] 潘善庆，张梦晖，陈子渊．前列舒通颗粒的主要药效学研究 [J]. 中药新药与临床药理，1999，10（5）：283.

[6] 杜旭，窦秋莲，李春艳，等．黑龙江葵花粉治疗前列腺增生的药效学研究 [J]. 中国中医药科技，2002，9（2）：94.

[7] 叶小弟，程敏，吴健，等．普乐安片对大鼠的长期毒性研究 [J]. 毒理学杂志，2012，26（2）：154-156.

[8] 浙江现代中药与天然药物研究院．普乐安片治疗前列腺增生疗效的 Meta 分析 [J]. 中国临床药理学与治疗学，2012，17（2）：195-198.

（三）肾阳不足证常用中成药品种

济生肾气丸（片）

【**处方**】肉桂、附子（制）、牛膝、熟地黄、山茱萸（制）、山药、茯苓、泽泻、车前子、牡丹皮。

【**功能与主治**】温肾化气，利水消肿。用于肾阳不足、水湿内停所致的肾虚水肿、腰膝酸重、小便不利、痰饮咳喘。

【**用法与用量**】

丸剂：口服。水蜜丸一次 6g，小蜜丸一次 9g，大蜜丸一次 1丸，一日 2～3 次。

片剂：口服。一次 6 片，一日 3 次。

【**禁忌**】尚不明确。

【**注意事项**】

1．湿热壅盛、风水泛滥水肿者慎用。

2．阴虚火旺，燥热伤津，实火热聚者不宜应用。

3．孕妇慎用。

4．本品含附子有毒，不可过量、久服。

5．服用期间饮食宜清淡，宜低盐饮食。

6．本品含钾量高，与保钾利尿药安体舒通、氨苯蝶啶合用时，应防止高血钾症；避免与磺胺类药物同时使用。

【**规格**】

丸剂：水蜜丸，每袋装 6g；小蜜丸，每袋装 9g；大蜜丸，每丸重 9g。

片剂：基片重 0.3g。

【贮藏】 密封，避光，置阴凉处。

【药理毒理】 济生肾气丸有抑制膀胱节律性收缩及前列腺增生的作用。

· **抑制膀胱节律性收缩** 本品能抑制犬膀胱节律性收缩，其机制可能与抑制由胆碱刺激诱导的膀胱收缩有关[1]。

· **抑制前列腺增生** 将50只雄性 Wistar 大鼠随机分为模型组（30只）、假手术组（10只）、正常对照组。造模成功后将30只模型鼠随机分为非那雄胺治疗和济生肾气丸和非那雄胺联合应用治疗组、阴性对照组，继续给予皮下注射丙酸睾酮4mg/kg造模，连续4周；假手术组继续给予皮下注射等量橄榄油4周。各组实验鼠分别于注射4周后处死，取出前列腺，光镜下观察其形态学变化，计算各实验组前列腺指数（PI）。结果与阴性对照组相比，给药4周后非那雄胺组与济生肾气丸和非那雄胺联合应用治疗组 PI 相比较，$P < 0.05$。提示两种药物对大鼠前列腺增生的进展均有抑制作用，两种药物联用更显著[2]。

【临床报道】

1．治疗组良性前列腺增生症86例，用晨服白黄汤（白茅根100g，黄柏、泽泻、川芎各15g，滑石30g，木通、竹叶各10g，生地、猪苓、石韦各20g，金银花、丹参各30g），晚服加味济生肾气汤（熟地、山萸肉各20g，茯苓、车前子（包）各15g，肉桂6g，附子、桃仁各10g，川牛膝、穿山甲（先煎）、生山药各30g）的方法治疗；对照组良性前列腺增生症52例用前列康片，每次5片，每日3次；三金片每次3片，每日3次。两组均以4周为一个疗程，连续治疗2个疗程后统计疗效，疗程间隔1周。结果：治疗组治愈27例，显效43例，好转14例，无效2例；对照组治愈 8 例，显效 15 例，好转 21 例，无效 8 例。经统计学处理，两组疗效比较，治疗组明显优于对照组（$P < 0.05$）[3]。

2. 徐勇用加味肾气汤（熟地 15g，炒山药 30g，山茱萸 15g，茯苓 24g，泽泻 24g，丹皮 12g，肉桂 6g，车前子 30g，炮附子 6g，川牛膝 15g，炮山甲 10g，文术 6g，每日一剂，水煎服，6 周为一疗程，最短 3 周，最长 12 周，平均 6 周）治疗良性前列腺增生症 48 例，其中显效 12 例（临床症状消失，排尿通畅，B 超显示前列腺体积比治疗前缩小者）；好转 28 例（临床症状减轻或消失，但 B 超检查前列腺无缩小者）；无效 8 例（临床症状、B 超检查均无明显好转者）。总有效率为 80% 以上[4]。

【参考文献】

[1] 张亚强. 济生肾气丸对犬膀胱功能的作用及其作用机制 [J]. 国外医学·中医中药分册，1998，20（2）：19.

[2] 刘树民，刘永林，张晖. 济生肾气丸和非那雄胺联合应用对大鼠前列腺增生模型的影响 [J]. 中国实用医药，2008，3（24）：83-84

[3] 畅金剑. 白黄汤合加味济生肾气汤治疗前列腺增生症 86 例——附前列康片治疗 52 例对照 [J]. 浙江中医杂志，2002，37（11）：474.

[4] 徐勇. 加味济生肾气汤治疗前列腺肥大 [J]. 医药论坛杂志，2003，24（16）：70.

普乐安胶囊（片）

见本病"肾阴不足证常用中成药品种"。

前列舒丸

【处方】附子（制）、桂枝、淫羊藿、韭菜子、熟地黄、山茱萸、山药、薏苡仁、冬瓜子、苍术、泽泻、茯苓、桃仁、牡丹皮、甘草。

【功能与主治】扶正固本，益肾利尿。用于肾虚所致的淋证，症见尿频、尿急、排尿滴沥不尽；慢性前列腺炎及前列腺增生症见上述证候者。

【用法与用量】口服。水蜜丸一次 6～12g，大蜜丸一次 1～2丸，一日3次；或遵医嘱。

【禁忌】尚不明确。

【注意事项】

1．膀胱湿热，肝郁气滞所致的淋证不宜使用。

2．肝郁气滞所致癃闭不宜使用。

3．服药期间饮食宜清淡，忌饮酒，忌食辛辣食物。

4．尿闭不通者不宜用本药。

【规格】水蜜丸，每10丸重1.3g；大蜜丸，每丸重9g。

【贮藏】密封，避光，置阴凉处。

【药理毒理】前列舒丸有抗炎消肿、抗前列腺增生及内分泌样作用。

·**抗炎消肿、抗前列腺增生**　本品能明显抑制角叉菜胶所致大鼠脚爪水肿和巴豆油所致小鼠耳部水肿，能显著增强特异性抗体的产生和升高血清补体 C3 含量；前列舒丸还可使老龄雄性大鼠的前列腺体积明显减小，并使血浆中的雌二醇含量增高，但对睾酮无明显影响[1]。

·**内分泌样作用** 本品对下丘脑－垂体－性腺轴、肾上腺皮质轴有一定的兴奋和调整作用。对血糖、血脂和蛋白质代谢亦均有良好影响。临床病例观察本药可使血液中皮质酮和雌二醇增高，子宫雌激素受体增加并接近于正常水平[2]。

【临床报道】

1．前列舒丸是在八味地黄丸的基础上加用淫羊藿、韭菜子等而成，应用前列舒丸治疗良性前列腺增生症 106 例，经治疗 4 ～ 8 周后，临床痊愈 23 例（21.7%），显效 34 例（32.1%），有效 33 例（31.1%），总有效率达 84.9%。尿频、尿后滴沥等症状的有效率达 90% 以上，夜尿增多、尿线细、射程短、尿失禁、腰痛等的有效率达 80% 以上。残余尿量治疗前大于 20ml，治疗后减少 1/2 或以上者为有效，62 例患者的有效率为 80.6%，提示前列舒丸对残余尿量亦有良好的治疗效果。3 例患者治疗前尿流率为 4.87 ± 2.58（ml/s，X ± SD），治疗后为 7.37 ± 3.46ml/s，$P < 0.01$[1]。

2．特拉唑嗪与前列舒联合治疗良性前列腺增生症、慢性前列腺炎2852 例，其中 BPH1580 例，临床观察随访包括症状改善情况及前列腺大小比较，结果有效率为 84.9%[3]。

【参考文献】

[1] 陈克忠，郑宝忠，靖新文，等.前列舒丸治疗老年期前列腺增生症的临床和实验研究——附 106 例分析 [J].中药药理与临床 1991，7（3）：35-36.

[2] 王敬善，宋协恩，侯书波.前列舒丸治疗前列腺增生症和慢性前列腺炎81 例 [J].山东中医杂志，1990，9（6）：12.

[3] 李永廉.特拉唑嗪、前列舒联合治疗前列腺增生症、前列腺炎2852 例 [J].重庆医学，2004，33（2）：284-285.

古汉养生精

【处方】人参、炙黄芪、黄精（制）、淫羊藿、枸杞子、女贞子（制）、菟丝子、金樱子、白芍、炒麦芽、炙甘草。

【功能与主治】补气，滋肾，益精。用于气阴亏虚、肾精不足所致的头晕、心悸、目眩、耳鸣、健忘、失眠、阳痿、遗精、疲乏无力；脑动脉硬化、冠心病、前列腺增生症、更年期综合征、病后体虚见上述证候者。

【用法与用量】口服。一次 10～20ml，一日 2～3 次。

【禁忌】尚不明确。

【注意事项】

1．阳热体质者慎用。

2．忌食辛辣、油腻食物。

3．儿童应在医师指导下服用。

【规格】每支装 10ml。

【贮藏】密封，避光，置阴凉处。

【药理毒理】古汉养生精有抗疲劳、抗氧化及增强免疫的作用。

·**抗疲劳、抗氧化**　本品可延长小鼠游泳时间，降低游泳后即刻血乳酸浓度，降低骨骼肌丙二醛含量，升高骨骼肌 SOD 活力，增加体重[1]。可延长小鼠力竭游泳时间，提高运动小鼠血浆 SOD 活性，降低丙二醛含量[2]，降低血乳酸、乳酸脱氢酶活性[3]。

·**增强免疫**　本品可提高小鼠腹腔巨噬细胞吞噬百分率和吞噬指数，增强 T 淋巴细胞转化功能，提高体液免疫功能，增强自然杀伤细胞（NK）的功能；可提高接种 S180 肉瘤小鼠的存活率，抑制小鼠体内 S180 肉瘤的生长[4]。

【临床报道】张璧姿等应用古汉养生精片治疗良性前列腺增生症 60 例，其中临床控制 12 例，显效 14 例，有效 31 例，无效 3 例，总有效率为 95%[5]。

【参考文献】

[1] 陈学东，汪保和，王步标.古汉养生精抗疲劳作用及其可能机制的研究 [J].湖南中医药导报，1999，5（11）：29.

[2] 文质君，陈筱春.古汉养生精对小鼠免疫与抗氧化功能的影响 [J].湛江师范学院学报，2005，26（6）：112.

[3] 文质君，陈筱春.古汉养生精对运动小鼠血乳酸、乳酸脱氢酶和运动时间的影响 [J].中国临床康复，2006，10（35）：95.

[4] 张力群，谢娟，杨周."古汉养生精"对小鼠免疫功能和肿瘤生长的影响及对 32 例肿瘤患者细胞免疫状况的作用 [J].北京中医，1996，（3）：52-53.

[5] 张璧姿，秦裕辉.古汉养生精片治疗前列腺增生症 60 例临床总结 [J].湖南中医药导报，1998，4（10）：30.

（四）湿热下注证常用中成药品种

八正合剂（胶囊）

【处方】瞿麦、车前子（炒）、萹蓄、大黄、滑石、川木通、栀子、甘草、灯心草。

【功能与主治】清热，利尿，通淋。用于湿热下注，小便短赤，淋沥涩痛，口燥咽干。

【用法与用量】

合剂：口服。一次 15～20ml，一日 3 次，用时摇匀。

胶囊：口服。一次 4 粒，一日 3 次。

【禁忌】 孕妇禁服。

【注意事项】

1．忌服辛辣刺激性食物。

2．不宜在服药期间同时服用温补性中成药。

3．有心脏病、肝病、糖尿病、肾病等慢性病严重者应在医师指导下服用。

4．严格按用法用量服用，小儿、哺乳期妇女、年老体弱者，应在医师指导下服用。

5．服药 3 天后症状未改善，或出现其他严重症状时，应到医院就诊。

6．对本品过敏者禁用，过敏体质者慎用。

7．本品性状发生改变时禁止使用。

8．儿童必须在成人监护下使用。

9．请将本品放在儿童不能接触的地方。

10．如正在使用其他药品，使用本品前请咨询医师或药师。

【规格】

合剂：每瓶装 100ml，120ml，200ml。

胶囊：每粒装 0.39g。

【贮藏】 密封，避光，置阴凉处（不超过 20℃）。

【药理毒理】 八正合剂有抗炎和解痉作用。

·**抗炎** 本品对角叉菜胶致大鼠足肿胀及二甲苯、巴豆油致小鼠耳肿胀均有抑制作用，对醋酸所致小鼠腹腔毛细血管通透性增高有抑制作用[1-2]。

·**解痉** 本品体外能抑制豚鼠离体肠管收缩，对乙酰胆碱、氯化钡所致肠管痉挛有对抗作用[1]。

【临床报道】侯静茹等采用普适泰联合八正合剂治疗湿热下注型前列腺增生症，并与单纯普适泰口服治疗对照观察。85例中门诊46例，住院39例，随机分为2组。对照组42例，予普适泰1片口服，每日2次。治疗组43例，同时予八正合剂15ml口服，每日3次。两组均以6个月为一疗程，治疗1个疗程后观察疗效。结果：治疗组治愈15例，好转26例，未愈2例，总有效率95.35%；对照组治愈3例，好转24例，未愈15例，总有效率64.29%。两组总有效率比较差异有统计学意义（$P < 0.05$），治疗组疗效优于对照组[3]。

【参考文献】

[1] 吴捷，曹舫，刘传镐，等.八正合剂抗感染作用的实验研究[J].中草药，2002，33（6）：523.

[2] 吴捷，安青芝，刘传镐，等.八正合剂体外抗菌及对动物的解热抗炎作用[J].中国药学杂志，2002，37（11）：826.

[3] 侯静茹，张春燕.普适泰联合八正合剂治疗前列腺增生症43例疗效观察[J].河北中医，2010，32（8）：1216.

癃清片（胶囊）

【处方】败酱草、白花蛇舌草、金银花、黄连、黄柏、泽泻、车前子、牡丹皮、赤芍、仙鹤草。

【功能与主治】清热解毒，凉血通淋。用于下焦湿热所致的热淋，症见尿频、尿急、尿痛、腰痛、小腹坠胀。亦用于慢性前列腺炎湿热蕴结兼见瘀血证，症见小便频急，尿后余沥不尽，尿道灼热、会阴、少腹、腰骶部疼痛或不适等。

【用法与用量】

片剂：口服。一次 6 片，一日 2 次；重症一次 8 片，一日 3 次。

胶囊：口服。一次 4 粒，重症一次 5 ~ 6 粒，一日 3 次。

【禁忌】

1．淋证属于肝郁气滞或脾肾两虚，膀胱气化不行者不宜使用。

2．肝郁气滞，脾虚气陷，肾阳虚衰，肾阴亏耗所致癃闭不宜选用。

3．对本品过敏者禁用。

【注意事项】

1．用药期间适当增加饮水，忌烟酒及辛辣、油腻食物，避免劳累。

2．体虚胃寒者不宜服用。

【规格】

片剂：每片重 0.6g。

胶囊：每粒装 0.5g。

【贮藏】 密封，避光，置阴凉干燥处。

【药理毒理】 癃清片有抗菌、抑制前列腺增生和前列腺炎以及利尿等作用。

· **抗菌作用** 本品可降低腹腔注射乙型链球菌、金黄色葡萄球菌、致病性大肠杆菌感染小鼠的死亡率[1]。

· **抑制前列腺增生和前列腺炎** 本品能抑制丙酸睾丸素诱导的去势大鼠的前列腺增生，降低前列腺重量，使腺腔及腺上皮细胞高度减少[2]；能减少角叉菜胶所致的前列腺炎大鼠前列腺液中白细胞数目，提高低下的卵磷脂小体密度，减轻大鼠前列腺间质炎细胞浸润及水肿；抑制消痔灵所致的大鼠前列腺增生，降低前列腺指数，减轻前列腺的炎症程度[3]。

·**利尿** 本品能增加水负荷大鼠的排尿量[2]。

【临床报道】

1．将良性前列腺增生症患者 40 例随机分为两组，各为 20 例，两组年龄、治疗前 IPSS 评分、Qmax 及夜尿次数差异均无统计学意义（均 $P > 0.05$）。实验组口服癃清片 6 片，2 次 /d；对照组口服坦索罗辛 0.2mg/d，两组服药治疗和观察时间均为 8 周。治疗后两组 IPSS 症状评分均有明显改善，但两组之间差异无统计学意义；治疗后两组 Qmax 均较治疗前明显上升，但对照组比实验组上升更明显，差异有统计学意义；夜尿次数实验组明显减少，对照组无明显变化，治疗后实验组夜尿次数低于对照组[4]。

2．将经尿动力学检查证实为合并逼尿肌收缩无力的 26 例良性前列腺增生症患者，随机分为两组。联合治疗组 13 例口服坦索罗辛和癃清片，对照组 13 例单纯口服坦索罗辛，持续 12 周。比较两组治疗前后 IPSS 评分、最大逼尿肌压力、最大尿流率和膀胱残余尿量。结果：联合治疗组和对照组两组比较，除最大逼尿肌压力无明显差别外，联合治疗组平均 IPSS 评分、最大尿流率以及残余尿量等指标均明显改善，差异有显著性（$P < 0.05$）。无因药物不良反应而撤出者。结论：坦索罗辛联合癃清片可有效改善 BPH 合并逼尿肌无力患者的下尿路症状，增加最大尿流率，减少膀胱残余尿量[5]。

【参考文献】

[1] 唐明茹，苏婕，石光梅．癃清片对小鼠体内抗菌作用的研

究 [J]. 天津药学，1994，6（4）：15.

[2] 王玉芬，韩双红，陈卫平. 癃清片抗实验性前列腺增生的研究 [J]. 天津医药，2006，34（12）：901.

[3] 韩双红，王玉芬，陈卫平，等. 癃清片对大鼠前列腺炎的抑制作用 [J]. 中草药，2004，34（7）：789.

[4] 郭剑明. 癃清片治疗前列腺增生症的临床观察 [J]. 天津医药，2007，35（1）：872.

[5] 陈彤，刘大乐，刘增钦，等. 坦索罗辛联合癃清片治疗前列腺增生并逼尿肌无力临床研究 [J]. 实用中医药杂志，2009，25（5）：310-311.

清淋颗粒

【处方】瞿麦、木通、萹蓄、盐车前子、滑石、大黄、栀子、炙甘草。

【功能与主治】清热泻火，利水通淋。用于膀胱湿热所致的淋证、癃闭，症见尿频涩痛、淋沥不畅、小腹胀满、口干咽燥。

【用法与用量】开水冲服。一次 1 袋，一日 2 次；小儿酌减。

【禁忌】孕妇忌服。

【注意事项】

1. 淋证属于肝郁气滞或脾肾两虚者慎用。

2. 肝郁气滞、脾虚气陷、肾阳衰惫、肾阴亏耗所致癃闭者慎用。

3. 体质虚弱者及老年人慎用。

4. 用药期间忌烟酒及辛辣、油腻食物。

【规格】每袋装 10g。

【贮藏】密封，避光，置阴凉处。

【药理毒理】清淋颗粒有抗炎及镇痛等作用。

·**抗炎** 本品对二甲苯所致小鼠耳郭炎症及棉球肉芽肿组织增生有抑制作用[1]。

·**镇痛** 本品能提高小鼠热板法致痛的痛阈[1]。

【临床报道】应用清淋颗粒治疗泌尿系感染下焦湿热证（110例），此为治疗组，用清淋颗粒，温开水冲服，一次10g，一日3次；对照组用热淋清颗粒，温开水冲服，一次16g，一日3次。两组均以1.5个月为一疗程，服药过程中原则上不使用抗生素。观察一个疗程（6周），治疗组痊愈43例，显效38例，有效16例，无效13例，总有效率88.18%；对照组痊愈11例，显效14例，有效5例，无效10例，总有效率75%，两组总有效率比较有显著性差异，$P < 0.01$[2]。

【参考文献】

[1] 秦红鸣，付晓春，方国璋，等.清淋胶囊的药理作用研究[J].中药药理与临床，2001，17（6）：44.

[2] 左铮云，李长如.清淋颗粒治疗泌尿系感染下焦湿热证110例的临床疗效观察[J].江西中医药，2005，36（10）：17-18.

（五）膀胱瘀阻证常用中成药品种

泽桂癃爽胶囊

【处方】泽兰、皂角刺、肉桂。

【功能与主治】行瘀散结，化气利水。用于膀胱瘀阻所致的癃闭，症见夜尿频多、排尿困难、小腹胀满，前列腺增生症见上述证候者。

【用法与用量】 口服。一次2粒，一日3次。30天为一疗程。

【禁忌】 尚不明确。

【注意事项】

1．肝郁气滞、脾虚气陷、下焦湿热所致癃闭者慎用。

2．个别患者服用后发生恶心、胃部不适、腹泻，宜饭后服用。

3．服药期间忌饮酒，忌食辛辣食物，忌房事。

【规格】 每粒装0.44g。

【贮藏】 密封，避光，置阴凉干燥处。

【药理毒理】 泽桂癃爽胶囊有抗前列腺增生、前列腺炎和抗炎作用。

·抗前列腺增生、前列腺炎 本品能降低注入角叉菜胶和大肠杆菌所致急性前列腺炎大鼠前列腺液中的白细胞数，升高卵磷脂小体密度，减轻大鼠前列腺间质炎细胞浸润和水肿；可抑制消痔灵所致慢性前列腺炎大鼠的纤维母细胞增生和炎细胞浸润，抑制腺体增生[1]。还能抑制丙酸睾酮所致家兔和大、小鼠的前列腺增生，缩小前列腺体积，降低前列腺指数，减少残余尿量，减轻上皮细胞增生；能抑制大鼠棉球肉芽肿形成以及角叉菜胶所致足肿胀及巴豆油所致小鼠耳郭肿胀[2]。

·对免疫功能的影响 本品能增加小鼠对血中炭粒的廓清速度，减轻绵羊红细胞所致小鼠迟发型超敏反应[2]。

·抗血小板聚集 本品对ADP诱导的家兔体外、体内血小板聚集均有抑制作用[2]。

【临床报道】

1．将20例良性前列腺增生症（BPH）患者，随机分成药物组和对照组各 10 例，询问病史，填写国际前列腺症状评分表（IPSS），进行直肠指诊、B 超、尿流率等检查。药物组患者服泽桂癃爽胶囊，每天 3 次，每次 2 粒，1 个月后再次填写 IPSS 并重复上述检查，于停药后次日手术切除前列腺；对照组患者直接切除前列腺。手术标本明确 BPH 病理诊断后进行免疫组化染色，分别比较两组标本碱性成纤维生长因子（bFGF）、血小板衍化生长因子（PDGF）和雄激素受体（AR）抗原表达程度。结果：药物组患者服药后下尿路症状改善，平均 IPSS 评分降低 11.2%，平均前列腺体积缩小 16.7%，平均最大尿流率提高 35.6%。与对照组比较，药物组 bFGF 表达减弱（$P < 0.01$），PDGF 和 AR 表达无明显变化。结论：泽桂癃爽胶囊能改善 BPH 症状，缩小前列腺体积，提高最大尿流率，作用机理与抑制 bFGF 表达有关[3]。

2. 对 38 例良性前列腺增生症（BPH）合并慢性前列腺炎（CP）患者和 53 例单纯 BPH 患者，采用泽桂癃爽胶囊治疗 3 个月，记录治疗前后患者 IPSS 评分、前列腺体积、残余尿量、最大尿流率变化。治疗 3 个月后，两组患者的 IPSS 评分、前列腺体积、残余尿量和最大尿流率均有显著改善（$P < 0.01$）。在 IPSS 评分、前列腺体积和最大尿流率改善方面，BPH 合并 CP 组疗效优于单纯 BPH 组（$P < 0.05$）。因而该药品特别适合 BPH 合并 CP 患者的治疗[4]。

【参考文献】

[1] 戴岳，祁公任，林巳茏，等 . 泽桂癃爽胶囊对大鼠前列腺炎的抑制作用 [J]. 中成药，2001，23（12）：896.

[2] 郁杰，廖民龙 . 泽桂癃爽胶囊 [J]. 中国新药杂志，2001，10（5）：385.

[3] 张凯，杨新宇，张军，等. 泽桂癃爽胶囊治疗良性前列腺增生疗效和作用机理的初步研究 [J]. 中华泌尿外科杂志，2003，24（6）：388-390.

[4] 庞然，高筱松，卢建新，等. 泽桂癃爽胶囊治疗良性前列腺增生合并慢性前列腺炎效果观察 [J]. 现代中西医结合杂志，2010，19（27）：3437-3438.

桂枝茯苓胶囊

【处方】桃仁、桂枝、牡丹皮、白芍、茯苓。

【功能与主治】活血，化瘀，消癥。用于妇人瘀血阻络所致癥块、经闭、痛经、产后恶露不尽；子宫肌瘤、慢性盆腔炎包块，痛经，子宫内膜异位症，卵巢囊肿见上述证候者；也可用于女性乳腺囊性增生病属瘀血阻络证者，症见乳房疼痛、乳房肿块、胸胁胀闷；或用于前列腺增生属瘀阻膀胱证者，症见小便不爽、尿细如线或点滴而下、小腹胀痛。

【用法与用量】口服。一次3粒，一日3次，饭后服。前列腺增生症疗程8周，其余适应证疗程12周；或遵医嘱。

【禁忌】孕妇忌服，或遵医嘱。

【注意事项】

1. 经期及经后3天停服。

2. 偶见药后胃脘不适、隐痛，停药后可自行消失。

3. 忌食生冷、肥腻、辛辣食物。

4. 体弱、阴道出血量多者慎用。

【规格】每粒装0.31g。

【贮藏】密封，避光，置阴凉处。

【药理毒理】桂枝茯苓胶囊有调节内分泌及抑制前列腺增生等作用。

·**调节内分泌作用** 本品对肌注外源性苯甲酸雌二醇及黄体酮致大鼠乳腺增生模型有抑制作用[1]。本品可降低苯甲酸雌二醇和黄体酮致子宫肌瘤的大鼠模型子宫肌瘤组织中 PR 和胰岛素生长因子-I（IGF-I）[2]。

·**抑制前列腺增生作用** 本品对丙酸睾丸素致大鼠前列腺增生有抑制作用[3]。桂枝茯苓丸联合补中益气丸各剂量组前列腺指数，指标均明显低于模型组，试验药高、中剂量组指标与阳性对照组比较有显著性差异，提示桂枝茯苓丸联合补中益气丸可能降低良性前列腺增生模型大鼠的前列腺指数水平，从而抑制前列腺细胞增殖和促进凋亡，达到抑制良性前列腺增生的作用[4]。

【临床报道】将良性前列腺增生症 44 例分为两组，对照组 20 例单纯口服前列康，每次 3 片，每日 3 次；治疗组 24 例是在对照组用药的基础上，配合口服桂枝茯苓胶囊，每次 3 粒，每天 3 次。两组疗程均为 2 个月。经 1 个疗程治疗后，治疗组基本治愈（泌尿系统症状完全消失、B 超及肛诊检查前列腺较前明显减小）6 例，显效（泌尿系统症状显著减轻，B 超及肛诊检查前列腺稍有减小或无变化）10 例，有效（泌尿系统症状稍有改善）6 例，无效（治疗前后症状体征无变化）2 例，总有效率为 91.7%。对照组基本治愈 2 例，显效 8 例，有效 5 例，无效 5 例，总有效率为 75%。两组总有效率比较，有显著性差异（$P < 0.05$）[5]。

【参考文献】

[1] 蒋时红，刘旺根，杨丽萍，等.桂枝茯苓胶囊对大鼠乳腺增生病治疗作用的实验研究 [J].中成药，2004，26（12）：1040.

[2] 胡舒勤，郑红兵.桂枝茯苓胶囊对实验性子宫肌瘤中孕激素受体和胰岛素样生长因子Ⅰ的影响 [J].湖北中医杂志，2005，27（4）：6.

[3] 刘春宇，潘建新，张克平，等.桂枝茯苓胶囊对实验性大鼠前列腺增生的影响 [J].中草药，2004，35（9）：1027.

[4] 王佟，曹余光，刘莹.桂枝茯苓丸联合补中益气丸对去势大鼠前列腺增生作用机制的研究 [J].中国实验方剂学杂志，2010，16（17）：154-157.

[5] 郑德玉，邹方鹏.桂枝茯苓胶囊辅助治疗前列腺肥大 24 例 [J].山西中医，2002，18（6）：14.

前列欣胶囊

【处方】 桃仁（炒）、没药（炒）、丹参、红花、泽兰、王不留行（炒）、皂角刺、败酱草、蒲公英、川楝子、白芷、石韦、枸杞子、赤芍。

【功能与主治】 活血化瘀，清热利湿。用于治疗瘀血凝聚，湿热下注所致的慢性前列腺炎及前列腺增生症的症状改善，症见尿急，尿痛，排尿不畅，滴沥不净等。

【用法与用量】 口服。一次 4 ～ 6 粒，一日 3 次；或遵医嘱。

【禁忌】 尚不明确。

【注意事项】 偶见胃脘不适，一般不会影响继续治疗。

【规格】 每粒装 0.5g。

【贮藏】 密封，避光，置阴凉干燥处。

【药理毒理】

·**抗炎消肿及利尿** 本品对角叉菜胶所至大鼠足跖亚急性肿胀有显著抑制作用，可抑制巴豆油所至大鼠亚急性肉芽肿；对正常雄性小鼠有明显的利尿作用[1]。

【临床报道】

1. 应用前列欣胶囊治疗良性前列腺增生症 74 例。方法：口服前列欣胶囊，每天 3 次，每次 6 粒，疗程 4 周。每例患者在治疗前 1 周停用其他任何与前列腺相关的药物。治疗 4 周后，前列腺重量 < 40g 组患者 IPSS 评分、残尿量及最大尿流率均明显改善，而前列腺重量 ≥ 40g 组患者改善不明显，这可能由前列腺增生较大者局部解剖梗阻较重所致，短期服药难以解除解剖学上的梗阻。需积累观察长期服用前列欣胶囊治疗的经验[2]。

2. 将符合湿热瘀阻型良性前列腺增生症要求的 63 例患者随机分为治疗组和对照组。治疗组 33 例给予前列欣胶囊加盐酸坦洛新缓释胶囊，对照组 30 例给予盐酸坦洛新缓释胶囊，两组的疗程均为 4 周，观察两组患者的中医证候评分、IPSS 评分、残余尿量、最大尿流率、前列腺体积的变化情况，并监测不良反应。结果：治疗后两组患者的中医证候评分、IPSS 评分、残余尿、最大尿流率和治疗前相比都有明显改善，差异均有统计学意义（$P < 0.05$）。而两组患者前列腺体积没有改善，差异无统计学意义（$P > 0.05$）。治疗后治疗组患者各项改善明显优于对照组，具有统计学意义（$P < 0.05$），治疗组对患者中医证候评分的改善显著优于对照组（$P < 0.001$）。结论：前列欣胶囊联合盐酸坦洛新胶囊对改善湿热瘀阻型前列腺增生症作用显著，耐受性好，尤其是对患者中医证候评分的改善，明显优于单药（盐酸坦洛新）[3]。

【参考文献】

[1] 胡瑞义，李玉华. 神方前列欣胶囊降低前列腺增生所致残余尿量的临床报告 [J]. 医药论坛杂志，2003，24（14）：68.

[2] 罗小冬，王德权，郭猛，等．前列欣胶囊改善前列腺增生患者排尿症状的疗效观察 [J].中国男科学杂志，2007，21（6）：54.

[3] 高瞻，伦立军，邵魁卿，等．前列欣胶囊联合盐酸坦洛新缓释胶囊治疗湿热瘀阻型前列腺增生疗效观察 [J].湖南中医药大学学报，2011，31（10）：17-20.

（六）膀胱湿热瘀阻证常用中成药品种

前列倍喜胶囊

【处方】猪鬃草、蝼蛄、皂角刺、王不留行、刺猬皮。

【功能与主治】清利湿热，活血化瘀，利尿通淋。用于湿热瘀阻所致的小便不利，淋漓涩痛，以及前列腺炎、前列腺增生症见上述证候者。

【用法与用量】饭前服。一次6粒，一日3次，20天为一疗程；或遵医嘱。

【禁忌】孕妇忌服。

【注意事项】

1．极少数患者在服药期间偶有尿道灼热感，属正常现象。

2．服药期间忌酒及辛辣刺激食物。

3．过敏体质者慎服。

【规格】每粒装 0.4g。

【贮藏】密封，避光，置阴凉干燥处。

【药理毒理】

·抗炎和抑制前列腺腺上皮增生　本品能降低前列腺湿重和湿重／体重，减轻大鼠前列腺内炎性细胞浸润，抑制前列腺腺上皮增生[1]。

【临床报道】 将 128 例 BPH 患者随机分成观察组 65 例和对照组 63 例。观察组口服非那雄胺片 5mg，一天 1 次；同时服用前列倍喜胶囊，一次 6 片，一天 3 次。对照组仅用非那雄胺片，剂量、用法同观察组，两组均连续治疗 12 周。前列倍喜胶囊与非那雄胺片联合应用能明显降低 BPH 患者 IPSS 评分，提高最大尿流率（Qmax），疗效优于单独使用非那雄胺片组。两组治疗前后前列腺体积、膀胱残余尿量比较，差异有统计学意义（$P < 0.05$），但两组间比较，差异无统计学意义[2]。

【参考文献】

[1] 张晓辉，刘树硕. 前列倍喜对大鼠慢性非细菌性前列腺炎组织形态学的影响 [J]. 浙江中西医结合杂志，2007，17（11）：668-670.

[2] 戚益江，王逸民. 前列倍喜胶囊联合非那雄胺治疗良性前列腺增生症疗效观察 [J]. 浙江中西医结合杂志，2011，（21）9：630-631.

前列欣胶囊

见本病"膀胱瘀阻证常用中成药品种"。

翁沥通胶囊

【处方】 薏苡仁、浙贝母、川木通、栀子（炒）、金银花、旋覆花、泽兰、大黄、铜绿、甘草、黄芪（蜜炙）。

【功能与主治】 清热利湿，散结祛瘀。用于证属湿热蕴结，痰瘀交阻之癃闭，症见尿频，尿急，或尿细，排尿困难等；前列腺增生症见上述证候者。

【用法与用量】 饭后服。一次3粒，一日2次。

【禁忌】 尚不明确。

【注意事项】

1．本品不宜大量、长期服用。

2．腹泻患者慎用。

3．孕妇、绞窄性肠梗阻及结、直肠黑变病患者禁用。

【规格】 每粒装0.4g。

【贮藏】 密封，遮光，防潮。

【药理毒理】

·**镇痛、改善微循环及抗炎作用** 本品可明显抑制小鼠扭体次数，延长小鼠热板疼痛潜伏期；扩张小鼠耳郭微动脉和微静脉；抑制大鼠无菌性前列腺炎症和慢性前列腺炎症[1]。

【临床报道】 将100例良性前列腺增生症患者随机分为两组，对照组52例采用单纯西药治疗，治疗组48例在对照组治疗基础上口服翁沥通胶囊，3粒/次，2次/d，均连续12周。观察两组治疗前后IPSS评分、QOL评分、最大尿流率、前列腺体积（V）、前列腺液WBC计数，比较两组疗效。结果：治疗组IPSS评分、QOL评分、最大尿流率、前列腺液WBC计数方面优于对照组，治疗组总有效率93.75%，对照组总有效率86.53%，在前列腺体积的改善上无明显差异。结论：翁沥通胶囊联合西药治疗良性前列腺增生症临床疗效和改善生活质量要明显优于单纯西药治疗[2]。

【参考文献】

[1] 朱忠宁，卢海刚，马士平，等.翁沥通胶囊的药理作用研究 [J]. 中国男科学杂志，2004，18（4）：43-47.

[2] 张雪松，成海生.翁沥通胶囊联合西药治疗良性前列腺增生症 48 例 [J].中国实验方剂学杂志，2012，18（23）：325-327.

前列平胶囊

【处方】 败酱草、丹参、赤芍、桃仁、红花、泽兰、石韦、乳香、没药。

【功能与主治】 清热利湿，化瘀止痛。用于湿热瘀阻所致的急、慢性前列腺炎，前列腺增生症。

【用法与用量】 口服。一次 5 粒，一日 3 次。

【禁忌】 尚不明确。

【注意事项】 遇胃脘不适者，改为饭后服用。

【规格】 每粒装 0.4g。

【贮藏】 密封，避光，置阴凉干燥处。

【药理毒理】

·**抗炎及抗前列腺增生作用** 本品对小鼠尿生殖窦植入性前列腺增生模型可剂量依赖性地抑制前列腺重量系数及前列腺 DNA 含量；可减少前列腺腺体增生数、增加萎缩腺体数；对去睾丸小鼠由丙酸睾丸素所致的前列腺增生，本品无明显对抗作用；另外，本品可降低角叉菜胶所致大鼠足跖炎性肿胀[1]。

【临床报道】 应用前列平治疗良性前列腺增生症 30 例，2 个月后，排尿时间平均减少 13.8 秒，残余尿量平均下降 57ml，最大尿流率平均增加 1.98ml/ 秒。与治疗前比较有显著性差异[2]。

【参考文献】

[1] 师晨霞，孟祥琴，郭芳，等.前列平胶囊的抗前列腺增生作用 [J].河北医药，2002，24（9）：693-696.

[2] 贾玉森，李日庆，李军. 前列平治疗前列腺增生症的临床观察 [J]. 中国医药学报，1996，11（2）：17.

前列通片

【处方】蒲公英、泽兰、关黄柏、广东王不留行、车前子、琥珀、黄芪、两头尖、八角茴香油、肉桂油。

【功能与主治】清利湿浊，化瘀散结。用于热瘀蕴结下焦所致的轻、中度癃闭，症见排尿不畅，尿流变细，小便频数，可伴尿急、尿痛或腰痛；前列腺炎和前列腺增生症见上述证候者。

【用法与用量】口服。规格（1）、（2）一次6片，规格（3）一次4片，一日3次，30～45日为一疗程。

【禁忌】尚不明确。

【注意事项】

1．肝郁气滞、中气不足、肾阳衰惫者慎用。

2．对小便点滴全无已成尿闭者，或前列腺增生症导致尿路梗阻严重者，非本品所宜，当选择其他疗法。

3．忌酒及辛辣食物。

4．本品所含两头尖有毒，不宜过量、久用。

【规格】（1）薄膜衣片，每片重0.34g；（2）糖衣片，片芯重0.26g；（3）糖衣片，片芯重0.39g。

【贮藏】密封，避光，置阴凉干燥处。

【药理毒理】前列通片有抑制前列腺增生、抗炎、镇痛及利尿作用。

·**抑制前列腺增生** 前列通片3个剂量对丙酸睾丸酮诱发的小鼠前列腺增生和丙酸睾丸酮诱发的去睾丸大鼠前列腺增生有抑

制作用，均可使前列腺的质量及前列腺指数降低，前列腺纤维组织增生减轻[1]。

·**抗炎** 本品能减轻二甲苯致小鼠耳郭肿胀；抑制蛋清所致的大鼠足肿胀，减轻大鼠棉球肉芽肿重量，能抑制角叉菜胶所致的前列腺炎，使前列腺指数降低[2]。

·**抗前列腺炎** 对大鼠前列腺内注入大肠杆菌或复制的细菌性及非细菌性前列腺炎模型，前列通片灌胃能减少其前列腺白细胞数，增加卵磷脂小体数，减少细菌性前列腺炎大鼠前列腺中细菌数[2]。前列通片灌胃还能抑制醋酸致小鼠腹腔炎症反应，减轻甲醛致大鼠足肿胀[3]。

4. **镇痛** 本品能提高小鼠对热致痛反应的阈值，延长醋酸致小鼠扭体反应的出现时间[2]。

5. **利尿** 前列通片灌服能增加大鼠的排尿量[3]。

【**临床报道**】应用前列通片治疗良性前列腺增生症 62 例，每次 4 片，每日 3 次，45 天为一疗程。可连服数月至一年。总有效率为 87.09%[4]。

【**参考文献**】

[1] 田少鹏，梁海清，倪依东，等．前列通片对前列腺增生的抑制作用 [J]. 中草药，2005，36（10）：1538.

[2] 李俊，景丽，黄萍．前列通片治疗前列腺炎的药效研究 [J].中华临床医学研究杂志，2006，12（21）：2839.

[3] 邢益源，叶木荣，廖惠芳，等．前列通片的药理作用研究 [J].中药材，1998，21（9）：469-472.

[4] 郑汝琪．前列通片治疗前列腺疾病临床报告 [J].广州医药，1986，17（5）：267-268.

尿塞通片

【处方】 王不留行、川楝子、败酱、盐小茴香、陈皮、白芷、丹参、桃仁、红花、泽兰、赤芍、盐关黄柏、泽泻。

【功能与主治】 理气活血，通淋散结，用于气滞血瘀、下焦湿热所致的轻、中度癃闭，症见排尿不畅、尿线变细、尿频、尿急；前列腺增生症见上述证候者。

【用法与用量】 口服。一次4～6片，一日3次。

【禁忌】 脾胃虚寒者忌服。

【注意事项】

1．对肺热气壅、肝郁脾虚、肾虚所致癃闭者慎用。

2．对小便点滴全无已成尿闭者，或前列腺增生症所致尿路梗阻严重者，非本品所宜，当选择其他疗法。

3．本品含有活血化瘀药物，孕妇忌用。

4．忌食辛辣食物，忌饮酒。

5．当药品性状发生改变时禁止服用。

6．请将本品放于儿童接触不到的地方。

【规格】（1）薄膜衣片，每片重0.36g；（2）糖衣片，片芯重0.35g。

【贮藏】 密封，避光，置阴凉干燥处。

【药理毒理】 尿塞通片有扩张血管、改善微循环、抗菌消炎、提高局部免疫功能的作用[1]。

【临床报道】 将60例良性前列腺增生症患者随机分为治疗组和对照组各30例，两组在治疗前后监测最大尿流率，B超检查前列腺体积，并监测血压变化，血、尿常规检查，肝功能、肾功能、电解质及心电图检查，疗程均为 2 个月。结果：治疗组临床控制 3 例（10.00%），显效 10 例（33.33%），有效 15 例（50.00%），总有效率为 93.33%；对照组临床控制 3 例（10.00%），显效 9 例（30.00%），有效 13 例（43.33%），总有效率 83.33%。两者疗效比较差异有统计学意义（$P < 0.05$）。治疗组无不良反应发生，对照组有 2 例患者出现低血压，给予减量，每日 1 次，每次 1mg 服用，血压恢复正常。结论：尿塞通治疗良性前列腺增生症安全有效[1]。

【参考文献】

[1] 宁丽梅. 尿塞通治疗良性前列腺增生的疗效观察 [J]. 中医中药，2012，19（10）：117-118.

前列安通片（胶囊）

【处方】 黄柏、赤芍、桃仁、泽兰、乌药、丹参、白芷、王不留行。

【功能与主治】 清热利湿，活血化瘀。用于湿热瘀阻证，症见尿频、尿急、排尿不畅、小腹胀痛等；前列腺增生症见上述证候者。

【用法与用量】 口服。一次 4 ~ 6 粒，一日 3 次；或遵医嘱。

【禁忌】 尚不明确。

【注意事项】

1. 避免寒冷、劳累，生活要有规律。

2. 服药期间应少食或不食辛辣刺激食物，忌烟禁酒。

3. 不要长时间憋尿，保持每日大便通畅。

4. 使用前列安通胶囊时应慎用的药物：阿托品、颠茄片、异丙基肾上腺素等。

【规格】薄膜衣片，每片重 0.38g。

【贮藏】密封，避光，置阴凉干燥处。

【药理毒理】

·**抗前列腺增生** 本品能明显降低前列腺质量、前列腺体积和前列腺指数，降低腺体平均面积、平均周长，增加相同面积内腺体总数目；能降低前列腺组织的血管内皮生长因子（VEGF）和碱性成纤维细胞生长因子（bFGF）的表达[1]。

【参考文献】

[1] 徐斌. 前列安通片对 BPH 大鼠前列腺组织中 VEGF，bFGF 表达的影响 [J]. 中国中药杂志，2008，33（20）：2381-2385.

（七）肾虚湿热瘀阻证常用中成药品种

癃闭舒胶囊

【处方】补骨脂、益母草、琥珀、金钱草、海金沙、山慈菇。

【功能与主治】益肾活血，清热通淋。用于肾气不足、湿热瘀阻所致的癃闭，症见腰膝酸软、尿频、尿急、尿痛、尿线细、伴小腹拘急疼痛；前列腺增生症见上述证候者。

【用法与用量】口服。一次 3 粒，一日 2 次。

【禁忌】尚不明确。

【注意事项】

1．肺热壅盛、肝郁气滞、脾虚气陷所致的癃闭皆慎用。

2．服药期间，忌食辛辣、生冷、油腻食物及饮酒。

3．伴有慢性肝脏疾病者慎用，有肝功能损害者禁用。

4．孕妇及有活动性出血性疾病者禁用。

【规格】每粒装 0.3g。

【贮藏】密封，避光，置阴凉干燥处。

【药理毒理】癃闭舒胶囊有抗前列腺增生、抗炎及调节膀胱逼尿肌的作用。

・抗前列腺增生 本品能对抗去睾丸大鼠注射丙酸睾丸酮引起的前列腺增生；对小鼠尿生殖窦植入前列腺增生模型和丙酸睾丸酮所致前列腺增生模型均有抗增生作用[1]。

・其他作用 本品能抑制大鼠棉球肉芽肿形成，水提取液对去甲肾上腺素引起的兔离体膀胱三角肌收缩有抑制作用；可提高小鼠巨噬细胞对碳粒的吞噬能力[1]。

・毒理 本品 11g（生药）/kg 连续灌胃 2 个月，可见大鼠前列腺系数减小，停药 2 周后恢复正常[1]。服用癃闭舒胶囊 6 周后，218 例良性前列腺增生症 1、2 期患者 ALT 中位数值升高，与治疗前比较，差异有统计学意义；ALT 治疗前正常，治疗后转异常者占 7.80%（17/218），其中 3 例发生严重肝功能损害（ALT ＞ 200IU/L）。其所含山慈菇，文献记载有小毒，为薯蓣科植物黄独的块茎，有肝功能损害作用[2]。

【临床报道】将良性前列腺增生症（BPH）患者 100 例进行随机分组，分别使用特拉唑嗪和癃闭舒胶囊治疗。癃闭舒组入选 50 例，特拉唑嗪组入选 50 例。癃闭舒组每次 3 粒，2 次 /d；特拉唑嗪组每次 2mg，1 次 /d，均为 4 周一疗程。结果两组治疗后均能使 BPH 患者的临床症状显著改善，残余尿量下降，IPSS 评分明显下降，治疗前后比较差异有极显著性，而两组比较差异无显著性[3]。

【参考文献】

[1] 癃闭舒胶囊新药申报资料.

[2] 刘沈林，熊宁宁，邹建东.癃闭舒胶囊治疗良性前列腺增生症出现肝功能损害的报告 [J].中国循证医学杂志，2005，5（3）：229-231.

[3] 王宏志.癃闭舒胶囊治疗良性前列腺增生疗效观察 [J].中华男科学杂志，2005，11（11）：873.

前列舒乐颗粒

【处方】 淫羊藿、黄芪、川牛膝、蒲黄、车前草。

【功能与主治】 补肾益气，化瘀通淋。用于肾脾两虚、血瘀湿阻所致的淋证，症见腰膝酸软、神疲乏力、小腹坠胀、小便频数、淋沥不爽、尿道涩痛；前列腺增生症、慢性前列腺炎见上述证候者。

【用法与用量】 开水冲服。一次 6g，一日 3 次。

【禁忌】 尚不明确。

【注意事项】

1．膀胱湿热、肝郁气滞所致的淋证不宜使用。

2．肝郁气滞、脾虚气陷所致的癃闭不宜使用。

3．服药期间，忌食辛辣、生冷、油腻食物，忌饮酒。

4．需加大剂量服用时，请遵医嘱。

【规格】 每袋装 6g。

【贮藏】 密封，避光，置阴凉干燥处。

【药理毒理】 前列舒乐颗粒有抑制前列腺增生、抗炎及镇痛等作用。

·**抑制前列腺增生**　选用雄性小鼠皮下注射丙酸睾丸酮复制前列腺增生模型，模型复制成功后，给予前列舒乐胶囊。以小鼠前列腺重量及指数、病理组织学检查为观察指标，结果显示前列舒乐胶囊能明显减轻丙酸睾丸酮诱导实验性小鼠前列腺的增生，改善其病理形态[1]。

·**抗炎**　本品对巴豆油所致的耳肿胀及醋酸所致小鼠腹腔毛细血管通透性增高有抑制作用[2]。

·**镇痛**　本品能抑制醋酸所致扭体反应[3]。

·**对免疫功能影响**　本品能增加小鼠脾脏指数和胸腺指数，增强腹腔巨噬细胞吞噬功能，能促进溶血空斑细胞形成[2]。

【临床报道】应用前列舒乐治疗良性前列腺增生症 58 例，每次 4g，每日 3 次，连续服用 3 个月为一疗程。结果显示：用药后患者下尿路梗阻症状明显减轻，IPSS 评分、残余尿量、最大尿流率及平均尿流率等较用药前有很大改善，差异有显著性[4]。

【参考文献】

[1] 陶玲，沈祥春，王永林，等.前列舒乐胶囊对实验性动物前列腺增生的预防及治疗 [J].时珍国医国药，2006，17（8）：1469-1470.

[2] 陶玲，王永林，黄能慧，等.前列舒乐胶囊的抗炎作用及对小鼠免疫功能的影响 [J].中药药理与临床，2000，16（5）：2.

[3] 周宁娜，胡延龄，林青，等.前列肿消方的急毒实验和部分药效学研究 [J].云南中医中药杂志，2003，24（3）：37.

[4] 李进，应瑞林.前列舒乐治疗前列腺增生症临床观察 [J].中华男科学，2000，6（1）：61.

附二

治疗良性前列腺增生症的常用中成药简表

适宜证型	药物名称	功能	主治病症	用法用量	备注
脾虚气陷证	补中益气丸（口服液、合剂）	补中益气，升阳举陷。	用于脾胃虚弱、中气下陷所致的泄泻、脱肛、阴挺，症见体倦乏力、食少腹胀、便溏久泻、肛门下坠或脱肛、子宫脱垂。	丸剂：口服。小蜜丸一次9g，大蜜丸一次1丸，水丸一次6g，一日2～3次。口服液：口服。一次10ml，一日2～3次。合剂：口服。一次10～15ml，一日3次。	丸剂：基药，医保，药典
肾阴不足证	知柏地黄丸	滋阴降火。	用于阴虚火旺，潮热盗汗，口干咽痛，耳鸣遗精，小便短赤。	口服。规格（1）大蜜丸，一次1丸，一日2次；规格（2）（6）浓缩丸，一次8丸，一日3次；规格（3）、（5）水蜜丸，一次6g，一日2次；规格（4）小蜜丸，一次9g，一日2次。	基药，医保，药典
	普乐安胶囊（片）	补肾固本。	用于肾气不固所致的癃闭，症见腰膝酸软，排尿不畅，尿后余沥或失禁；慢性前列腺炎及前列腺增生症见上述证候者。	胶囊：口服。一次4～6粒，一日3次。片剂：口服。一次3～4片，一日3次。	胶囊：基药，药典，医保 片剂：基药
	济生肾气丸（片）	温肾化气，利水消肿。	用于肾阳不足、水湿内停所致的肾虚水肿、腰膝酸重、小便不利、痰饮咳喘。	丸剂：口服。水蜜丸一次6g，小蜜丸一次9g，大蜜丸一次1丸，一日2～3次。片剂：口服。一次6片，一日3次。	丸剂：基药，医保，药典 片剂：医保
肾阳不足证	普乐安胶囊（片）	见190页	同前	同前	同前

续表

适宜证型	药物名称	功能	主治病症	用法用量	备注
肾阳不足证	前列舒丸	扶正固本，益肾利尿。	用于肾虚所致淋证，症见尿频、尿急、排尿滴沥不尽；慢性前列腺炎及前列腺增生症见上述证候者。	口服。水蜜丸一次6~12g，大蜜丸一次1~2丸，一日3次；或遵医嘱。	药典
	古汉养生精	补气，滋肾，益精。	用于气阴亏虚、肾精不足所致的头晕、心悸、目眩、耳鸣、健忘、失眠、阳痿、遗精、疲乏无力；脑动脉硬化、冠心病、前列腺增生症、更年期综合征、病后体虚见上述证候者。	口服。一次10~20ml，一日2~3次。	药典
湿热下注证	八正合剂（胶囊）	清热，利尿，通淋。	用于湿热下注，小便短赤，淋沥涩痛，口燥咽干。	合剂：口服。一次15~20ml，一日3次，用时摇匀。 胶囊：口服。一次4粒，一日3次。	合剂：药典，医保 胶囊：医保
	癃清片（胶囊）	清热解毒，凉血通淋。	用于下焦湿热所致的热淋，症见尿频、尿急、尿痛、腰痛、小腹坠胀。亦用于慢性前列腺炎湿热蕴结兼见瘀血证，症见小便频急，尿后余沥不尽，尿道灼热，会阴、少腹、腰骶部疼痛或不适等。	片剂：口服。一次6片，一日2次；重症一次8片，一日3次。 胶囊：口服。一次4粒，重症一次5~6粒，一日3次。	片剂：药典，基药，医保 胶囊：基药
	清淋颗粒	清热泻火，利水通淋。	用于膀胱湿热所致的淋证、癃闭，症见尿频涩痛、淋沥不畅、小腹胀满、口干咽燥。	开水冲服。一次1袋，一日2次；小儿酌减。	药典

适宜证型	药物名称	功能	主治病症	用法用量	备注
膀胱瘀阻证	泽桂癃爽胶囊	行瘀散结，化气行水。	用于膀胱瘀阻所致的癃闭，症见夜尿频多、排尿困难、小腹胀满，前列腺增生症见上述证候者。	口服。一次2粒，一日3次，30天为一疗程。	药典，医保
	桂枝茯苓胶囊	活血，化瘀，消癥。	用于妇人瘀血阻络所致癥块、经闭、痛经、产后恶露不尽；子宫肌瘤、慢性盆腔炎包块，痛经，子宫内膜异位症，卵巢囊肿见上述证候者；也可用于女性乳腺囊性增生病属瘀血阻络证者，症见乳房疼痛、乳房肿块、胸胁胀闷；或用于前列腺增生属瘀阻膀胱证者，症见小便不爽、尿细如线或点滴而下、小腹胀痛者。	口服。一次3粒，一日3次，饭后服。前列腺增生症疗程8周，其余适应证疗程12周；或遵医嘱。	药典，医保
	前列欣胶囊	活血化瘀，清热利湿。	用于治疗瘀血凝聚，湿热下注所致的慢性前列腺炎及前列腺增生症的症状改善，症见尿急，尿痛，排尿不畅，滴沥不净等。	口服。一次4～6粒，一日3次；或遵医嘱。	药典，医保
膀胱湿热瘀阻证	前列倍喜胶囊	清利湿热，活血化瘀，利尿通淋。	用于湿热瘀阻所致的小便不利，淋漓涩痛，以及前列腺炎、前列腺增生症见上述证候者。	饭前服。一次6粒，一日3次，20天为一疗程；或遵医嘱。	医保

适宜证型	药物名称	功能	主治病症	用法用量	备注
膀胱湿热瘀阻证	前列欣胶囊	见192页	同前	同前	同前
	翁沥通胶囊	清热利湿，散结祛瘀。	用于证属湿热蕴结，痰瘀交阻之癃闭，症见尿频、尿急，或尿细，排尿困难等；前列腺增生症见上述证候者。	饭后服。一次3粒，一日2次。	医保
	前列平胶囊	清热利湿，化瘀止痛。	用于湿热瘀阻所致的急、慢性前列腺炎，前列腺增生症。	口服。一次5粒，一日3次。	医保
	前列通片	清利湿浊，化瘀散结。	用于热瘀蕴结下焦所致的轻、中度癃闭，症见排尿不畅，尿流变细，小便频数，可伴尿急、尿痛或腰痛；前列腺炎和前列腺增生症见上述证候者。	口服。规格（1）、（2）一次6片，规格（3）一次4片，一日3次，30～45日为一疗程。	药典，医保
	尿塞通片	理气活血，通淋散结。	用于气滞血瘀，下焦湿热所致的轻、中度癃闭，症见排尿不畅、尿线变细、尿频、尿急；前列腺增生症见上述证候者。	口服。一次4～6片，一日3次。	药典，医保
	前列安通片（胶囊）	清热利湿，活血化瘀。	用于湿热瘀阻证，症见尿频、尿急、排尿不畅、小腹胀痛等；前列腺增生症见上述证候者。	口服。一次4～6粒，一日3次；或遵医嘱。	医保

适宜证型	药物名称	功能	主治病症	用法用量	备注
肾虚湿热瘀阻证	癃闭舒胶囊	益肾活血，清热通淋。	用于肾气不足、湿热瘀阻所致的癃闭，症见腰膝酸软、尿频、尿急、尿痛、尿线细、伴小腹拘急疼痛；前列腺增生症见上述证候者。	口服。一次3粒，一日2次。	药典，医保
	前列舒乐颗粒	补肾益气，化瘀通淋。	用于肾脾两虚、血瘀湿阻所致的淋证，症见腰膝酸软、神疲乏力、小腹坠胀、小便频数、淋沥不爽、尿道涩痛；前列腺增生症、慢性前列腺炎见上述证候者。	开水冲服。一次6g，一日3次。	药典，医保

图书在版编目（CIP）数据

常见病中成药临床合理使用丛书.男科分册 / 张伯礼，高学敏主编；李海松分册主编. —北京：华夏出版社，2015.10

ISBN 978-7-5080-8353-7

Ⅰ.①常… Ⅱ.①张…②高…③李… Ⅲ.①男性生殖器疾病－常见病－中成药－用药法 Ⅳ.①R286

中国版本图书馆 CIP 数据核字(2014)第 304370 号

男科分册

主 编	李海松
责任编辑	梁学超
出版发行	华夏出版社
经 销	新华书店
印 刷	三河市少明印务有限公司
装 订	三河市少明印务有限公司
版 次	2015 年 10 月北京第 1 版
	2015 年 10 月北京第 1 次印刷
开 本	880×1230 1/32 开
印 张	6.5
字 数	146 千字
定 价	26.00 元

华夏出版社 地址：北京市东直门外香河园北里 4 号 邮编：100028
网址：www.hxph.com.cn 电话：(010) 64663331（转）
若发现本版图书有印装质量问题，请与我社营销中心联系调换。